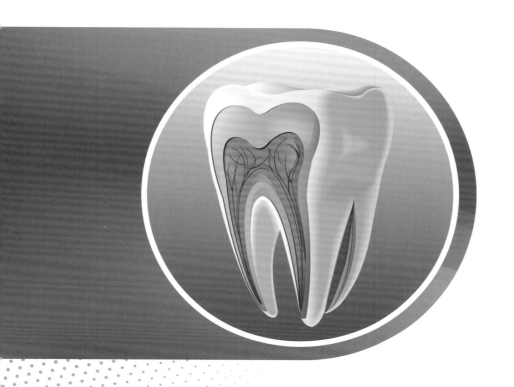

牙体牙髓病
临床治疗新技术

韦曦 麦穗 主编

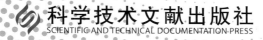

科学技术文献出版社
SCIENTIFIC AND TECHNICAL DOCUMENTATION PRESS
·北京·

图书在版编目（CIP）数据

牙体牙髓病临床治疗新技术/韦曦，麦穗主编. —北京：科学技术文献出版社，2024.7
ISBN 978-7-5235-0715-5

Ⅰ.①牙…　Ⅱ.①韦…②麦…　Ⅲ.①牙疾病—治疗②牙髓病—治疗　Ⅳ.①R781.05

中国国家版本馆 CIP 数据核字（2023）第 246311 号

牙体牙髓病临床治疗新技术

策划编辑：邓晓旭　　责任编辑：孔荣华　邓晓旭　　责任校对：张永霞　　责任出版：张志平

出 版 者	科学技术文献出版社
地 址	北京市复兴路 15 号　邮编　100038
编 务 部	（010）58882938，58882087（传真）
发 行 部	（010）58882868，58882870（传真）
邮 购 部	（010）58882873
官 方 网 址	www.stdp.com.cn
发 行 者	科学技术文献出版社发行　全国各地新华书店经销
印 刷 者	北京地大彩印有限公司
版 次	2024 年 7 月第 1 版　2024 年 7 月第 1 次印刷
开 本	787×1092　1/16
字 数	200 千
印 张	10
书 号	ISBN 978-7-5235-0715-5
定 价	128.00 元

‖ 主编简介 ‖

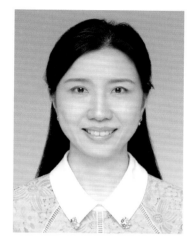

韦　曦　中山大学光华口腔医学院·附属口腔医院教授、主任医师、博士研究生导师。现任中山大学光华口腔医学院·附属口腔医院牙体牙髓病科主任、中华口腔医学牙体牙髓病学专委会副主任委员、广东省口腔医学会牙体牙髓病学专委会主任委员、国家医师资格考试口腔类别试题开发专家委员会委员，《上海口腔医学》《中华口腔医学研究杂志（电子版）》编委，*Journal of Endodontics* 杂志科学顾问委员会委员。主要从事龋病微生态防治、牙髓损伤修复机制的研究，擅长牙体牙髓疾病的显微与微创治疗。发表学术论文 160 余篇，其中 SCI 收录 70 余篇，作为主编、副主编出版专著 4 部，参编专著、教材等 6 部。主持国家自然科学基金 5 项、省部级科研项目 10 余项，获省部级科技进步奖 6 项。

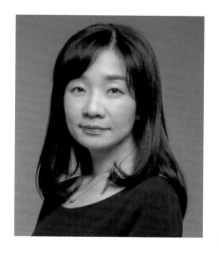

麦　穗　中山大学光华口腔医学院·附属口腔医院主任医师、博士研究生导师。现任中山大学光华口腔医学院·附属口腔医院牙体牙髓病科副主任、中华口腔医学会牙体牙髓病学专委会常务委员、广东省口腔医学会教育专委会副主任委员、广东省口腔医学会牙体牙髓病学专委会常务委员。主要从事牙体牙髓疾病的临床防治、牙体粘接修复与生物矿化的研究。主持国家自然科学基金、省部级科研项目 12 项，发表学术论文 80 余篇，其中 SCI 收录 40 余篇。参编专著、教材 6 部。获省部级科技进步奖 1 项，教学成果奖 2 项。获教育部全国百篇优秀博士学位论文提名奖，广东省杰出青年医学人才称号。

‖ 推荐序 1 ‖

现代科技革命日新月异的变化以其巨大的影响力渗透到人类工作生活的方方面面，牙体牙髓病学作为口腔医学的重要分支学科自然不会例外。人民群众对牙体牙髓疾病治疗的要求日益增高，亟须大量业务精湛、紧跟时代的牙体牙髓病专科医师。

中山大学光华口腔医学院·附属口腔医院牙体牙髓病科正是蓬勃成长于新时代的一支学科队伍。从 2000 年建科并率先在国内引进口腔手术显微镜，推广"牙体牙髓冠根联合治疗新技术"，建立"难治性根尖周病序列治疗平台"，提出"显微牙髓治疗导航技术新理念"，已稳步成长为华南地区乃至全国最具影响力的口腔医学专科之一。科室医生 90% 以上拥有博士学位，70% 以上具备海外研修经历，长期工作在牙体牙髓病学科医疗、教学和科研领域，是一支业务水平过硬的专业队伍。

日就月将，绿树成荫。近十年来，以牙体牙髓病科主任韦曦教授为首的中青年医生团队不断学习和探索国内外前沿理念和技术，积极引进先进医疗设备，提高专业能力和水平，认真整理和归纳病例，终于形成了今天这样一本《牙体牙髓病临床治疗新技术》。本书包括微创直接粘接修复术、活髓保存术、再生性牙髓治疗、牙再植术、数字化导航技术和椅旁 CAD/CAM 修复术六个章节，基本涵盖了近十年的牙体牙髓病学相关新技术，每章都有翔实的概述和图文并茂的病例，文字流畅、过程规范、讨论充分，相信各位读者在阅读后能够有所收获，启发创新性思维并提升临床实践能力。

春风育桃李，杏坛尽芳菲。作为一个为口腔事业奋斗一生的牙体牙髓人，欣喜看到一代中青年学者精心思考、著书立说。衷心祝愿新生代们在专业发展的道路上取得更加优异的成绩，更上一层楼。是为序。

2024 年 7 月

‖ 推荐序 2 ‖

    牙体牙髓病学不仅是口腔医学最关键的主干课程之一，更是一门实践性极强的临床学科。熟练掌握牙体牙髓病学相关理论和技术对于保存天然牙、维持颜面部美观、提高生活质量有重大意义。

    经过本科阶段的理论学习和临床培训，年轻口腔医生已经基本掌握牙体牙髓病科常见病、多发病的诊断逻辑和治疗理念，并能进行基本的临床操作。然而在口腔医学发展日新月异的今天，尤其是面对疑难复杂病例时，如何将经典与创新的治疗理念相结合为患者诊疗，提高治疗的成功率，往往是年轻口腔医生们需要思考和学习的方向。如果有一本教科书能与时俱进地将牙体牙髓病学的新理念、新技术与临床病例相结合，将会对广大医生拓宽诊疗思路和提高诊治能力大有裨益。

    在此，我很荣幸向大家推荐由中山大学光华口腔医学院·附属口腔医院牙体牙髓病科韦曦教授、麦穗教授领衔主编的《牙体牙髓病临床治疗新技术》一书。本书用精彩纷呈的病例详细介绍了近年来牙体牙髓病学临床诊疗的新技术、新理念。编委团队由我院临床技术过硬、科研素养优秀和教学能力突出的中青年人才组成，他们在撰写的过程中查阅了大量文献、反复进行修改，力求达到规范和细致。相信各位读者在阅读本书时会和我一样兴致盎然，从中获得启发以期能解决实际临床问题。衷心希望本书能够得到业界同行的认可和指教，为进一步夯实我国牙体牙髓病学事业添砖加瓦。

2024 年 7 月

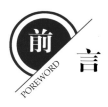

前　言

POREWORD

　　牙体牙髓病是发生在牙体硬组织和牙髓根尖周组织相互密切关联的疾病，牙体牙髓病学是研究和诊治龋病、牙体硬组织非龋性疾病和牙髓根尖周病的科学。作为口腔医学的主干和基础专业，历经数个世纪的发展，已建立了较完善的理论体系和较全面的操作规范，因此部分口腔医生乃至牙体牙髓病专科医生认为牙体牙髓病诊疗过程缺乏"新鲜感"和"创新性"。

　　事实上，科技进步早已为牙体牙髓病学的发展注入新的活力。除了显微镜和锥形束 CT 在各级医院的逐渐普及，近十年来纳米生物材料、微创器械、数字化导航技术和三维打印技术等逐渐在临床开展应用，显著提高了牙体牙髓病的治疗效果。微创、精准、实时、高效已成为现代牙体牙髓病学的重要治疗目标，牙体牙髓病专科医生需要学习并尝试新技术或新材料，循证应用于治疗疾患，为广大患者提供优质医疗服务，尽最大可能保留天然牙。

　　中山大学光华口腔医学院·附属口腔医院牙体牙髓病科是国家临床重点专科和广东省医学重点专科，在学科带头人凌均棨教授的带领下，团队深耕经典、守正创新，长期致力于推广规范化治疗的理念，亦紧跟国内外最新技术发展前沿。我们特地组织了具备丰富临床经验和专业知识的中青年骨干医师精心编写本书，提炼总结目前牙体牙髓病学的临床治疗新技术，收集相关病例，参考国内外教科书和文献进行讨论，旨在为广大口腔医师提供专业参考、增加学习兴趣、开拓临床视野。值得一提的是，今日之新技术或接受时间考验成为经典，或受到质疑而褪去光环。作为医生，我们只有始终保持谦虚的学习态度和求实的探索精神，才能将新技术更好地运用于临床实践，为广大患者提供优质服务。

　　编写过程虽几经修改，不足之处在所难免，敬请各位专家读者批评指正。

2024 年 7 月

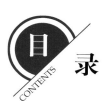

目 录

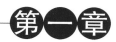

微创直接粘接修复术

一、概　　述

龋病、磨损、氟斑牙等牙体硬组织疾病的治疗近年来遵循"微创治疗"原则，即尽量保留健康牙体组织，从而达到维持牙齿健康和恢复其正常功能的目标。微创直接粘接修复术的规范化操作是确保临床疗效的关键，其关键技术包括口腔手术显微镜下（dental operation microscope，DOM）探查、微创去腐备洞、微创粘接和修复等。

（一）发展概况

随着对龋病演变过程和再矿化的更新认识、粘接剂和修复材料的发展及龋病防治观念的变化，龋齿的治疗理念从 G. V. Black 的"预防扩展（extension for prevention）"发展到"微创修复"。粘接剂和复合树脂材料成为微创直接粘接修复术的核心要素，其优势包括：不需要过多预备牙体组织、粘接技术可以增加抗断裂能力的同时兼具良好的封闭性、满足患者的美学需求等。

2000 年世界牙科联盟（World Dental Federation，FDI）在 *International Dental Journal* 上发表了一篇关于口腔微创治疗（minimal intervention，MI）的文章，详细阐述了 MI 的概念和要求，即牙体修复过程中尽量减少对天然牙体组织的破坏，最大程度地保护健康牙体组织和牙髓组织，涵盖以下五个原则：①早期病损的再矿化；②减少致龋细菌以消除牙体组织进一步脱矿和形成龋洞的风险；③对龋坏病变进行最少的干预手术治疗；④对有缺陷的修复体进行修补而不是替换；⑤预防龋病。

FDI 在 2012 年再次在 *International Dental Journal* 发表了"以龋病管理为宗旨的口腔微创治疗（minimal intervention dentistry，MID）"的理念，其目标是终生维持牙齿的健康和功能，防治策略包括：①早期龋齿检测和龋病风险性评估；②脱矿牙釉质和牙本质的再矿化；③最佳龋齿预防措施；④微创预备；⑤修复而不是更换修复体。同时 MID 的理念还包括对龋齿风险评估、诊断、预防、干预、修复和回访，由患者 - 医生 - 护理团队进行完整的口腔疾病管理，并强调患者自身对口腔健康的责任。

2012 年，日本齿科保存协会根据 MID 原则制定了成人龋齿的临床诊疗指南，包括术前使用 X 线片检查避免遗漏隐匿性龋；在清洁和干燥牙齿后，视诊下出现明显龋损、冷热刺激或咀嚼食物引起疼痛或不适、X 线片显示病变超过牙本质厚度 1/3 或患者患龋风险很高时即可进行修复；建议使用龋齿检测染料显示并去除感染牙本质；使用复合树脂修复深龋可以不用垫底；使用二次去腐法避免深龋露髓等。da Rosa WLO 等的一项系统评价和 Meta 分析显示在使用粘接剂和复合树脂材料的情况下，乳牙或恒牙深龋治疗使用氢氧化钙垫底是不必要的，没有明确的临床证据支持氢氧化钙垫底有利于临床疗效。

尽量保存健康牙体组织是每一个医生所追求的目标，因此"微创治疗"是医生制订诊疗方案时首先遵循的原则。微创直接粘接修复术的适应证广泛，包括龋病、牙体磨损、变色牙、前牙间隙关闭等。随着"微创治疗"概念的推广和技术的发展，微创直接粘接修复术在临床上的应用越来越广泛，有望达到形态、功能、美学一致的修复目标。

（二）关键技术

1. 口腔手术显微镜下检查和操作

口腔手术显微镜的使用能有效提高临床操作的质量和治疗效果，医护使用 DOM 进行临床操作可改善坐姿，更符合人体工程学，减少职业病的发生。DOM 可提供 3～20 倍的放大倍数，让医生更精细地观察牙结构、龋齿和牙隐裂等疾病并进行精准治疗；同时 DOM 提供良好的照明，可以消除视野中的死角，避免因光源方向和医生视线不一致而导致的阴影问题。在 DOM 下进行操作可更精确判断并去除龋坏组织，在去净腐质的同时尽可能多地保存健康牙体组织。

2. 微创去腐

去净龋坏牙体组织的同时需严格遵守微创治疗原则，尽可能保留健康牙体组织，在保护牙髓牙本质复合体的前提下开展治疗。为解决龋病管理防治中出现的问题，2015 年国际龋病共识协作组（The International Caries Consensus Collaboration，ICCC）成立，2016 年，ICCC 就关于龋病相关术语、去除龋坏组织两个方面达成专家共识，并发表于 *Advances in dental research*。陈智等根据 Frencken、Innes 及 Schwendck 等在 2016 年发表的 3 篇文章，总结归纳形成关于龋坏组织去除的专家共识和选择性去龋标准的建议。为获得最佳的粘接封闭效果，以 I 类洞为例，窝洞边缘预备至健康牙釉质，窝洞侧壁预备至硬化牙本质；窝洞髓壁去龋止点根据龋损深度确定，即 X 线片上龋损未超过牙本质近髓 1/3 或 1/4 时预备至韧化牙本质，X 线片上龋损超过牙本质近髓 1/3 或 1/4 时可保留部分软化牙本质，最大程度避免牙髓暴露。

（1）微创车针机械去腐法

传统的去腐方式是使用高速手机和不锈钢车针去除龋坏组织，在高速手机快速运转下可能会出现过多磨除健康牙体组织或过度预备窝洞等不良情况。因此，DOM 下使用金刚砂或钨钢微创车针进行精准微创去腐尤为重要。2003 年 SmartPrep（SSWhite，

Lakewood，NJ，USA）推出了聚合物车针作为传统车针的替代品，这种特殊的聚合物复合材料硬度为 50 KHN，介于健康牙本质和龋坏感染牙本质之间，因此聚合物车针的切削刃与相对较硬的健康牙本质接触会受到磨损，从而在微创治疗中可以选择性地清除受感染的牙本质而避免损害健康牙体组织。Dammaschke 等人的研究显示，新型聚合物车针较传统钨钢车针去龋效率低，但可以避免过多去除健康牙体组织。

（2）化学机械去腐法

化学机械去腐法（chemo-mechanical methods）是一种借助化学凝胶手动去除龋坏组织的方法，仅去除受感染的牙本质，保留可再矿化的脱矿牙本质。Carisol™ 于 1998 年引入欧洲市场，是由 0.5% 次氯酸钠和谷氨酸、亮氨酸及赖氨酸三种氨基酸组成的凝胶。次氯酸钠具有非特异性蛋白水解作用，通过氯的作用溶解有机物质，从而破坏胶原蛋白的网状连接。三种氨基酸可与变性胶原中的不同蛋白链相互作用，还能中和次氯酸钠对健康牙体组织的破坏作用。2003 年面世的 Papacarie 是一种含有木瓜蛋白酶、氯胺和甲苯胺蓝的凝胶，具备抑菌和抗炎性能。与传统机械去腐方法相比，使用化学机械法去腐后牙体组织中的细菌残留量和对牙本质小管破坏更少，并且效率更高。

（3）气磨去腐法

气磨去腐法（air grinding method）用于在窝洞制备过程中选择性去除牙釉质和牙本质，可与多种研磨粉一起使用，快速、可预测地去除牙体组织和制备保守窝洞。使用气磨法进行制备会形成圆钝的窝洞边缘，因此粘接界面在聚合收缩的过程中产生较小的应力。使用具有生物活性玻璃颗粒的气磨法能够产生生物活性涂层，促进脱矿牙体组织再矿化，保持牙本质粘接界面的完整性并增强与粘接材料的粘接强度。

（4）声波去腐法

声波去腐（sono-abrasion）是一种高效安全的去腐技术。声波手机里含有陶瓷颗粒，陶瓷颗粒通过伸长或收缩来改变形状从而对交流电做出反应，交流电促进振动，振动传递到尖端进而产生工作效能。相比于高速手机的钻针，声波对于健康牙釉质和牙本质的研磨效能有限，因此它可选择性地去除由于龋、牙釉质发育不全等引起的脱矿牙釉质和牙本质而不伤及健康牙本质和牙釉质，但是该方法可能导致牙釉质产生微裂纹。

（5）激光去腐法

激光去腐法（lasers）通过水将高能量转移到牙齿，导致硬组织消融。Er：YAG 激光能有效地去除龋齿和进行窝洞制备，像高速涡轮机一样进行切割，同时刺激修复性牙本质形成并兼具抗菌作用。Er：YAG 激光的辐射可以改变牙本质结构，去除牙本质玷污层的并暴露牙本质小管，促进粘接系统的渗透和结合，改善修复体的密封性。

3. 规范粘接和充填

微创治疗是在尽可能保留健康牙体组织的基础上进行操作，有效封闭牙本质与牙釉质是临床治疗成功的关键。规范化的粘接技术体现在粘接过程的每一个步骤，包括牙体表面的处理、酸蚀、涂布粘接剂、轻吹和光固化。任何一个步骤操作不当都无法形成稳定的混合层，影响粘接的耐久性。需要注意的是，在粘接的过程中，如果未完全去除酸蚀剂、涂布粘接剂前牙齿表面的湿度不当、粘接剂涂布不当、粘接过程中被唾液或其他液体所污染、光固化不足等，导致粘接剂未能有效封闭牙本质小管，可能会出现术后敏感症状。操作过程中也可以使用激光如 Er：YAG、Nd：YAG 封闭牙本质小管辅助脱敏。

由于复合树脂存在聚合收缩特性，洞底、洞壁和洞缘部位容易发生粘接断裂形成裂隙，产生微渗漏，因此要注意足够的光固化时间或使用高功率的光固化灯。除此之外，降低洞形因素并采取适当的充填操作，如通过分层充填增加未粘接面与粘接面的比例、使用软启动光固化照射模式、应用低弹性模量的流动树脂进行洞衬、对复合树脂充填物进行预加温等，也可以改善上述容易形成裂隙的问题。

4. 口腔数字化技术

口腔数字化技术具有修复效果精准化和可视化、操作流程规范化和标准化的特点，适用于龋齿、牙折等牙体缺损的修复。首先对已完成去腐和备洞的患牙进行口内扫描，准确获取患牙的形态、咬合高度和周围组织形态等，同时保存在计算机上进行分析和传输。随后在计算机上进行设计，模拟和再现修复后效果，在修复前及时与患者进行沟通和交流，让患者参与修复设计的全过程。

如前牙冠折涉及切角，可在计算机设计软件上复制对侧同名牙的外形，随后调整数字虚拟修复体上的咬合，以实现数字虚拟咬合架上的精确咬合接触。结合数字化微笑设计（Digital Smile Design，DSD），通过绘制患者口内外照片的参考线和参考标准进行辅助诊断和美学分析设计，提高修复体的美观性。具体来讲，首先评估患者面部的整体比例，检查休息和微笑时的上唇位置，指导设计牙龈轮廓和评估是否需要行冠延长术，其次检查牙齿状况、咬合平面、咬合距离和切缘情况，综合上述结果设计个性化修复体。以数字化模型为基础，利用 3D 打印技术打印用于引导术者操作的实体工具——数字化导板。数字化导板可以分别设计为牙釉质和牙本质导板，再细分为唇侧和舌侧导板，即数字化分层导板。分层导板可明显降低操作时间和技术敏感性，保证良好的美学修复效果。如果修复体出现断裂或磨损，模板还可用于重新修复。

（三）临床应用新技术

微创直接粘接修复术适应证广泛，适用于龋齿、磨损等造成的牙体缺损及牙间隙关闭、氟斑牙等。微创直接粘接修复术不需要对牙体进行过度预备，符合"微创"治疗原则，同时具有良好的修复效果。美学树脂、流动树脂和大块充填树脂的出现，使微创直接粘接修复的应用更为广泛。

1. 复合树脂多色分层堆塑充填技术

复合树脂分层美学修复（multi shade layering technique for aesthetic restoration）是利用多色复合树脂模拟牙釉质 - 牙本质自然层颜色特征进行多色分层修复，重现天然牙不同层次结构的光学特征。实现颜色的再现和表达是重点和难点，要求术者熟练掌握所应用的树脂材料体系，包括颜色特征、颜色叠加效应、半透明性、遮色性等自身属性。多色复合树脂包括：①模仿牙本质色：天然牙主体颜色为不透明的牙本质颜色，临床实践中通过应用含有一定遮色成分的复合树脂材料，如含有遮色成分 O（opaque，遮色）或 D（dentin，牙本质色）的复合树脂模拟天然牙的牙本质通透性低（透光率 52.6%）的特性；②模仿牙釉质色：天然牙的牙釉质具有半透明性，临床修复材料可选用含透明成分 E（enemal，牙釉质色）或特殊透明材料 T（translucent，透明色材料）再现天然牙牙釉质高透明度（透光率 70.1%）的颜色特性。

对于前牙美学修复而言，个性化导板是近年来广泛应用的辅助工具，其制作程序是首先通过印模灌制石膏复制口内模型，然后在体外模型上用蜡或普通树脂恢复理想天然牙的形态和细节，最后利用硅橡胶在模型上取出印有患牙区腭侧及切端完整形态的个性化导板，用于指导多色复合树脂分层堆塑。在体外模型进行天然牙的形态和细节重现时，不仅要在模型上复刻天然牙的轮廓形态和牙与牙之间的相对比例及邻接关系，同时要秉承微笑美学理念，兼顾牙、牙龈和嘴唇相互之间的美学关系，以便仿真呈现患者和谐自然微笑的整体美学特性。

2. 流动树脂反向注射分层充填技术

流动树脂反向注射分层充填技术（predictable resin composite injection technique）是指利用透明加聚型硅橡胶（polyvinyl siloxane，PVS）在诊断蜡型或天然牙列上取模，制备透明导板，而后借助透明导板作为转移载体，就位于口内患牙区域，使其紧密贴合，选择多色高填料含量的二代流动复合树脂，在导板的引导下分层缓慢注入患牙区域并进行光固化，以期获得自然、美观的复合树脂修复体，实现微创美学修复。与传统多色复合树脂分层堆塑充填技术相比，流动树脂反向注射分层充填技术更简易、方便和快捷，大大减少了椅旁操作时间和技术敏感性，可广泛应用于以下临床实践：冠折和修复体的紧急修复、诊断饰面和临床修复体的修改与修复、复合树脂修复（Ⅲ类、Ⅳ类和Ⅴ类、贴面）、儿童树脂冠、后牙复合树脂修复体磨耗表面的重建、冠延长术中切端长度的建立、种植修复复合树脂暂时冠的制作和活动假牙中断裂或者缺失牙的修复等。

复合树脂填料颗粒的大小决定树脂修复体的美学表现。美学修复体要求生物材料具有与天然牙相似的光学特性，由于复合树脂没有羟基磷灰石晶体、釉柱和牙本质小管，因此树脂修复体必须模拟出光线通过牙本质和牙釉质微结构后产生反射、折射、透射及吸收后的光学效果，才能仿真再现天然牙表面的解剖结构。二代流动复合树脂是流动树脂反向注射分层充填技术的材料基础，该纳米树脂调整了填料颗粒大小和比例，通过"双重效应"（或称"变色龙效应"、"混合效应"）影响修复体的颜色和美学，同时由于改变了填料成分的精细颗粒的大小、形状、方向和含量，提高了材料的物理机械性能和光学特征，促进材料和牙体结构之间的颜色整合，容易获得一体化的仿真美学修复效果。

3. 渗透树脂微创修复术

渗透树脂微创修复技术（penetrating resin for minimally invasive dental restoration）是能迅速阻止早期釉质龋发展的微创牙体修复技术，可治疗的病损范围局限于釉质表层至牙本质浅层 1/3 的邻面和光滑面早期龋、氟斑牙、预防牙釉质早期酸蚀性磨损等。树脂渗透技术在看似完整的釉质表层用酸蚀剂进行处理，暴露病损体部，借助脱矿区扩大的晶体间隙和釉质表层的微孔产生虹吸效应，促进低黏度、高流动性的渗透树脂进入脱矿牙釉质的晶体结构缝隙，充填于脱矿釉质晶体间的微小孔隙，从而封闭酸性物质入侵和矿物离子流失的通道，稳定脱矿龋损，在不损害牙体组织健康的前提下早期终止龋病的发展，即刻恢复脱矿釉质的表面色泽、光滑度和显微硬度。

在光学效应上，由于脱矿牙釉质的孔隙充满空气（折射率为1.00）和水（折射率为1.33），而渗透树脂的折射率为1.52，接近羟基磷灰石的折射率（1.62），因此当渗透树脂占据脱矿牙釉质的晶体缝隙时，使脱矿牙釉质在光学视角上接近正常牙釉质，恢复脱矿釉质的表面光泽。在物理机械性能上，由于树脂固化在釉质微孔隙中，可显著提高釉质表面显微硬度，增加稳固性，进而为牙体组织提供机械支持，防止釉质表层塌陷，做到兼顾功能和美学的微创修复。

4. 后牙复合树脂修复印章法

印章法（stamp technique/occlusal matrix）是利用具有流动性的复合树脂材料或硅橡胶材料将去腐备洞前的殆面的形态记录下来，制成"印章"，然后在树脂充填后、光固化前，将印章压在其上，从而充填成近似原有殆面的形态。临床上存在硬质硅橡胶和透明硅橡胶两种改良式印章法，研究表明采用两种改良式印章法进行修复均具有较高的形态准确性，硬质硅橡胶印章法所得修复体的轴面形态更佳。Qian等的研究通过评估在体内使用改良印模技术对复合树脂直接修复后牙的临床性能的影响，结果显示改良印模技术在恢复咬合面的形态方面优于传统技术。采用印章法制作的直接树脂复合修复体也是修复磨损牙列的一种值得考虑的治疗方案选择。需要注意的是，这个方法只能在咬合面相对完整且没有邻面龋的情况下应用。

5. 后牙复合树脂修复基本线技术

基本线技术（essential lines technique）是指进行后牙复合树脂充填时，快速恢复殆面窝沟点隙解剖结构的方法。要点在于参照不同牙位殆面窝沟点隙解剖结构，用数条简洁的线条绘制特征性的窝沟点隙，据此塑造并重现牙咬合面的解剖结构，适用于后牙复合树脂修复。在修复过程中，可使用大块复合树脂材料一次性充填整个窝洞，余留最接近殆面的一层用以雕刻咬合面结构和咬合重建，使用合适的树脂充填器和雕刻器参照基本线绘制出殆面窝沟，随后进行光照固化。该技术的关键在于准确分析殆面解剖，结合了大块充填技术高效充填的优点，可以简单快速地完成治疗操作。在窝洞预备之前，需记住不同牙位的所有解剖细节。同样重要的是，当窝洞准备完成但尚未充填时，因为一些解剖特征在窝洞预备和充填过程中丢失，所以此时复习牙体解剖结构十分重要，需要遵循它来实现美学、解剖和功能一致的后牙直接复合树脂修复。

（四）基本操作流程

1. 术前准备

对患者进行详细的牙、牙周、咬合关系等检查，进行龋病风险评估，确定患者对治疗的期望并对其进行口腔健康教育，待患者知情同意后开始进行治疗。

2. 去腐备洞

首先进行咬合检查，确认咬合状态和充填空间。建议口腔手术显微镜辅助下微创去除龋坏组织，以便清晰地观察病损范围及精确地去除龋坏组织和保留健康牙体组织，对病损部位做微创洞形设计，对已形成龋洞的病损部位进行微创牙体预备。建议使用橡皮障，提高能见度，并且在后续修复过程中避免因唾液、水和龈沟液的影响而降低其粘接性能。在使用高速手机时必须始终大量喷水冷却高速车针，防止高热对牙髓产生伤害。用圆钢或碳化钨车针去腐时，应低速、轻压使用。除此之外，可选择气磨法、声波去腐法、激光去腐法等多种方法辅助微创去腐。

当去除靠近牙髓的龋坏组织时，选择化学机械去腐方法显示已受感染、需去除的牙本质，并使用手动器械仔细挖掘去除柔软、不可再矿化的脱矿牙体组织，避免去除过多的健康牙体组织。去腐的终点不应由牙体组织的颜色决定，而应由牙体组织的硬度决定。完全去除感染的牙本质后，去除无基釉、修整洞缘牙釉质、洞缘侧壁的白垩色牙釉质，以及制备牙釉质斜面形态，洞斜面与牙长轴交角为60°左右。

3. 树脂粘接修复

临床上有多种不同品牌的复合树脂和粘接材料可供选择，在使用前均需详细阅读产品的说明书，熟练并规范掌握材料的使用方法，避免因操作失误而产生不良后果。以选择性酸蚀粘接为例，首先酸蚀牙釉质15~30秒，用高压喷水冲洗干净后轻吹。酸蚀成功的牙釉质表面呈现白垩色，若患牙为氟牙症，酸蚀时间应适当延长。随后用小毛刷涂布粘接剂，用气枪轻吹呈均匀薄层后光固化10秒。复合树脂逐层加压充填，每充填2mm厚度树脂材料，光固化20~40秒，最后恢复患牙解剖外形。如使用大块树脂，则可每充填4mm厚度树脂材料后进行光固化。

4. 修形和抛光

充填完成后需用金刚砂或钨钢抛光车针初步修整复合树脂充填体表面外形，再用咬合纸检查有无咬合高点，少量多次调磨，恢复正常的咬合。同时通过打磨抛光降低表面粗糙度，提高光泽度。临床上邻面一般使用抛光条，先使用含有粗摩擦颗粒的一端进行粗抛光，再使用含有细摩擦颗粒的一端进行精细抛光，使邻面更光滑，减少菌斑的堆积。邻面的颊舌外展隙需用抛光碟进行抛光，唇面、舌面及咬合面使用橡胶抛光杯蘸抛光膏或用抛光碟由粗到细进行抛光。上述打磨抛光后，使用金刚砂抛光膏进一步进行抛光可以获得类似牙釉质的高光泽度。可选择的抛光系统有3步法的Sof-Lex XT、2步法的Sof-Lex diamond等进行序列抛光，也有一步法的Enhance系统等。

5. 回访和评估

复合树脂修复体自身的寿命是有限的，因此对修复体定期回访并且评估是否需要干预也是保证修复疗效的重要组成部分。对于有缺陷的修复体，目前常用的方法有观察、翻新、修补及替换。随着微创治疗的发展，临床医生通常更希望采取最微创的干预来纠正缺陷，从而保留更多的牙体组织，延长修复体的寿命。"观察"是指当修复体仅存在轻微缺陷，如可接受的边缘/表面染色、较小的边缘间隙等，可暂不进行干预。"翻新"

是指在不损伤牙体组织的前提下对原有修复体进行修形、抛光、磨除悬突等多余部分，不涉及添加修复材料。"修补"是指当修复体出现继发龋、边缘染色、折裂等问题时，去除原有修复体存在缺陷的部分及其周围临近的牙体组织，并对该部分进行重新修复。"替换"是对出现问题的修复体整体去除，并重新制作新的修复体。

在临床实际操作过程中，医生对出现缺陷的修复体进行处理的时机和修复方法的选择受多种主观因素的影响，因此客观标准的制定有利于统一对修复效果的评价。1973年Ryge提出修复体评价标准并于1980年进行了修订，后称为USPHS/Ryge标准。2007年，FDI发布了直接、间接修复体的评价标准并于2010年对评价标准进行了更新。当修复体评分在改良的USPHS/Ryge标准为B或FDI标准中为4时，可对其进行修补；当评分在改良的USPHS/Ryge标准为C、D或FDI标准中为5时，该修复体可被替换。目前，面对有缺陷的修复体，更多临床医生习惯直接将其替换，但"修补"在某些情况下似乎是更保守、更微创的治疗选择。在替换修复体的过程中，不可避免地会增加牙体预备量，丧失更多的健康牙体组织，削弱牙体组织的抗折性，增加牙髓暴露的风险。因此对于可修补的缺陷，临床医生可根据其大小及修复体的材料选择适当的修补方案；若直接修复体出现不可修补的缺陷，临床医生可完全磨除原有修复体，选择直接修复或嵌体等间接修复来替换原有失败的直接修复体。

（麦穗）

参考文献

1. BORGES BCD, DE SOUZA BORGES J, DE ARAUJO LSN, et al. Update on nonsurgical, ultraconservative approaches to treat effectively non-cavitated caries lesions in permanent teeth. Eur J Dent, 2011, 5(2): 229 – 236.

2. JAIN S, JAIN H. Legendary hero: dr. G. V. black (1836 – 1915). J Clin Diagn Res, 2017, 11(5): ZB01 – ZB04.

3. FRENCKEN JE, PETERS MC, MANTON DJ, et al. Minimal intervention dentistry for managing dental caries—a review. Int Dent J, 2012, 62(5): 223 – 243.

4. MACKENZIE L, BANERJEE A. Minimally invasive direct restorations: a practical guide. Br Dent J, 2017, 223(3): 163 – 171.

5. TYAS MJ, ANUSAVICE KJ, FRENCKEN JE, et al. Minimal intervention dentistry—a review. Int Dent J, 2000, 50(1): 1 – 12.

6. FRENCKEN JE, PETERS MC, MANTON DJ, et al. Minimal intervention dentistry for managing dental caries—a review. Int Dent J, 2012, 62(5): 223 – 243.

7. BANERJEE A. Minimal intervention dentistry: part 7. Minimally invasive operative caries management: rationale and techniques. Br Dent J, 2013, 214(3): 107 – 111.

8. MOMOI Y, HAYASHI M, FUJITANI M, et al. Clinical guidelines for treating caries in adults following aminimal intervention policy—evidence and consensus based report. J Dent, 2012, 40(2): 95 – 105.

9. DA ROSA WLO, LIMA VP, MORAES RR, et al. Is a calcium hydroxide liner necessary in the treatment of deep caries lesions? A systematic review and meta-analysis. Int Endod J, 2019, 52(5): 588 – 603.

10. SCHWENDICKE F, GÖSTEMEYER G, GLUUD C. Cavity lining after excavating caries lesions: Meta-analysis and trial sequential analysis of randomized clinical trials. J Dent, 2015, 43(11): 1291 – 1297.

11. BONSOR SJ. The use of the operating microscope in general dental practice. Part 2: if You can see it, You can treat it!. Dent Update, 2015, 42(1): 60 – 62, 65 – 66.

12. YU HY, ZHAO YW, LI JY, et al. Minimal invasive microscopic tooth preparation in esthetic restoration: a specialist consensus. Int J Oral Sci, 2019, 11(3): 31.

13. 陈智，卢展民，Falk Schwendicke，等. 龋损管理：龋坏组织去除的专家共识. 中华口腔医学杂志，2016, 51(12): 712 – 716.

14. 王晓燕，岳林. 从复合树脂直接粘接修复材料的发展看临床技术指南. 中华口腔医学杂志，2018, 53(6): 461 – 465.

15. 麦穗，韦曦，凌均棨. 复合树脂充填材料的研发策略和进展. 中华口腔医学杂志，2021, 56(1): 51 – 56.

16. DAMMASCHKE T, RODENBERG TN, SCHÄFER E, et al. Efficiency of the polymer bur SmartPrep compared with conventional tungsten carbide bud bur in dentin caries excavation. Oper Dent, 2006, 31(2): 256 – 260.

17. MELLER C, WELK A, ZELIGOWSKI T, et al. Comparison of dentin caries excavation with polymer and conventional tungsten carbide burs. Quintessence Int, 2007, 38(7): 565 – 569.

18. CARRILLO CM, TANAKA MH, CESAR MF, et al. Use of papain gel in disabled patients. J Dent Child (Chic), 2008, 75(3): 222 – 228.

19. BANERJEE A, THOMPSON ID, WATSON TF. Minimally invasive caries removal using bio-active glass air-abrasion. J Dent, 2011, 39(1): 2 – 7.

20. SAURO S, PASHLEY DH. Strategies to stabilise dentine-bonded interfaces through remineralising operative approaches-State of The Art. Int J Adhesion Adhesives, 2016, 69: 39 – 57.

21. DECUP F, LASFARGUES JJ. Minimal intervention dentistry II: part 4. Minimal intervention techniques of preparation and adhesive restorations. The contribution of the sono-abrasive techniques. Br Dent J, 2014, 216(7): 393 – 400.

22. GARCIA PP, DA COSTA RG, CALGARO M, et al. Digital smile design and mock-up technique for esthetic treatment planning with porcelain laminate veneers. J Conserv Dent, 2018, 21(4): 455 – 458.

23. 杨洋，浦婷婷，陈立，等. 比较两种改良式印章法辅助后牙树脂(牙合)贴面修复的形态准确性. 北京大学学报(医学版)，2021, 53(5): 977 – 982.

24. QIAN K, WANG QL, PAN J. 3D digital evaluation for direct composite restoration using the modified stamp technique. Chin J Dent Res, 2021, 24(3): 185 – 189.

25. KORKUT B, TÜRKMEN C. Longevity of direct diastema closure and recontouring restorations with resin composites in maxillary anterior teeth: a 4-year clinical evaluation. J Esthet Restor Dent, 2021, 33(4): 590 – 604.

26. ALVERSON BW, CAPEHART KL, BABB CS, et al. Esthetic management of white spot lesions by using minimal intervention techniques of bleaching and resin infiltration: a clinical report. J Prosthet Dent, 2021, 126(4): 455 – 458.

27. 吴云兵，顾慧，黄丽娟，等. 渗透树脂与树脂粘接剂预防牙釉质早期酸蚀性磨损的效果评价. 中华口腔医学杂志，2019，54（7）：374 - 380.

28. CHIODERA G, ORSINI G, TOSCO V, et al. Essential Lines：a simplified filling and modeling technique for direct posterior composite restorations. Int J Esthet Dent, 2021, 16(2)：168 - 184.

29. 陈智，陈瑞甜. 牙体修复新观念. 口腔医学研究，2019，35（1）：1 - 9.

30. HICKEL R, PESCHKE A, TYAS M, et al. FDI World Dental Federation：clinical criteria for the evaluation of direct and indirect restorations—update and clinical examples. Clin Oral Invest, 2010, 14(4)：349 - 366.

31. HICKEL R, BRÜSHAVER K, ILIE N. Repair of restorations-Criteria for decision making and clinical recommendations. Dent Mater, 2013, 29(1)：28 - 50.

二、数字化导板引导微创美学树脂直接粘接修复关闭上前牙牙间隙

（一）病例基本情况

患者 21 岁，男性，因上前牙正中缝过大就诊。患者自诉数年前发现上前牙正中缝过大，无伴自发性疼痛或冷热刺激痛，多年来未曾修复，现自觉影响美观和发音，遂来我科就诊。患者全身健康状况良好，否认高血压、心脏病、糖尿病等系统性疾病，否认乙肝等传染病史，否认食物、药物过敏史。口外检查见面部皮肤、关节、张口度及张口型无异常，下颌无偏斜，颞下颌关节无弹响，无压痛。口内检查见全口卫生状况佳，牙龈粉红色，质韧，PD 约 2～3 mm，下前牙探及少量散在龈上牙石，未探及明显牙周袋。深覆𬌗浅覆盖，无不良咬合运动。11、21 稍唇倾，存在牙间隙（切端 1.5 mm，龈端 1.0 mm），11、21 唇面中 1/2，13、23 唇面切 1/3 牙体线性缺损，宽 0.5 mm（图 1 - 2 - 1），探稍敏感，患牙无叩痛，不松动，冷测正常，同对侧同名牙。

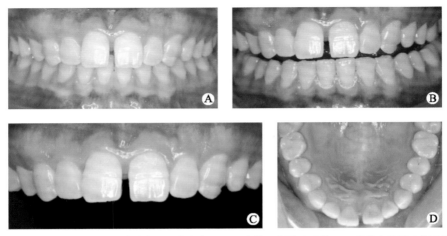

A. 术前全牙弓咬合观；B. 术前全牙弓非咬合观；C. 术前上前牙正面观；D. 术前上前牙咬合面观。

图 1 - 2 - 1　术前口内照

（二）病例诊断

1. 11、21 牙间隙：口内检查发现 11、21 稍唇倾，存在牙间隙（切端 1.5 mm，龈端 1.0 mm）。临床上接诊此类患者时应详细询问是否有外伤史，检查是否存在咬合创伤（如深覆𬌗、深覆盖等），观察双侧同名牙形态、颜色是否一致，必要时可借助诊断蜡型或数字化模型展示个性化治疗方案，准确评估治疗效果，达到良好的医患沟通。

2. 11、21、13、23 牙体缺损、釉质发育不全：口内检查发现 11、21 唇面中 1/2，13、23 唇面切 1/3 牙釉质表面存在线性缺损，宽约 0.5 mm，探诊稍敏感，患牙无叩痛，不松动，冷测无明显不适，符合牙体缺损诊断。患牙牙釉质有实质性缺损，且缺损纹线与牙釉质生长发育线平行吻合，受累牙呈对称性分布，提示可能是牙发育期间釉质基质形成障碍，发生釉质发育不全。该病例需与氟牙症进行鉴别诊断，一般来讲，牙釉质发育不全具有以下突出特点：①釉质发育不全，白垩色斑块边缘较清晰，其纹线与釉质生长发育线平行吻合；②常发生于单颗牙或一组牙（同时期发育）。而氟牙症患牙具有以下不同的特点：①氟牙症为长期损伤，其病损斑块多呈散在的云雾状，边界不清晰，且与生长发育线不相吻合；②氟牙症发生于多数牙，尤其是上颌前牙多见。

（三）治疗方案

理想情况下，上前牙区美学因素包括牙列中线与面中线重叠，上前牙牙体宽长比为 75%～85%，上前牙正面观宽度为黄金分割比例，即上中切牙：侧切牙：尖牙 = 1.618：1.000：0.618。上颌从中切牙到尖牙，牙间接触区的位置一般逐渐偏向根方。上颌中切牙排列较正或稍向近中倾斜，上颌尖牙稍向近中倾斜，侧切牙亦近中倾斜且倾斜度相较尖牙更大。本病例患者牙列中线大致与面中线协调，侧切牙切端比中切牙切端更偏向根方，两中切牙颈缘最高点左右对称，11、21 牙长轴平行，宽长比约为 60%～65%，且两中切牙存在 1.0～1.5 mm 牙间隙，不符合前牙美学要求。

治疗方案选择如下：

1. 11、21 贴面修复：采用 11、21 贴面修复可高效关闭上前牙牙间隙，调整患牙颜色、形态、邻接点及牙长轴，实现美学修复。贴面修复需对牙体组织进行预备，是侵入性有创修复方式，患者要求不磨除牙体组织，因此不作为首选治疗方案。

2. 11、21、13、23 美学树脂直接粘接修复：随着材料的研发和更新换代，现有的树脂材料可以很好地模拟天然牙牙釉质、牙本质和切端乳光色彩和特点，根据牙体解剖分层修复理念，通过多重遮色体系进行配色，可以完美匹配天然牙的颜色，获得理想的美学修复效果。粘接技术的进步，使尽量少磨除牙体组织的微创美学树脂直接粘接修复成为可能。因此，牙体修复时遵循微创和"循序渐进"原则，根据牙列咬合受力情况和剩余牙体组织情况，优先选择保存牙体组织多、不易造成牙体无法修复的折裂且便于再治疗的方案。但复合树脂存在的聚合收缩特性，可能导致术后敏感、充填体微渗漏、边缘着色、易脱落等不良预后。

　　本病例中，患者要求不进行牙体预备的意愿强烈，患牙 11、21、13、23 牙体缺损面积较小，承受咬合力轻，剩余牙体组织多，能够提供充足的有效粘接面积保证足够固位和抗力，综合考虑患者的主观诉求、牙体修复原则和材料的更新换代，本病例优先选择流动树脂反向注射分层充填技术进行 11、21、13、23 美学树脂直接粘接修复治疗，若治疗后出现充填物脱落、边缘着色或美学效果欠佳等缺陷，则改行贴面修复。

（四）治疗过程及复查

　　1. 初诊：拍摄患者口内外初诊照片（图 1 - 2 - 1），使用数字化口内扫描仪（CEREC AC D3492）获取天然牙的形态及咬合关系，利用 Keynote 软件进行数字化微笑设计。首先确定数字化面弓，以瞳孔连线和口角连线确定修复的水平基准线，以面中线作为垂直基准线，然后利用数字化面弓确定牙弓中线、牙齿位置、牙齿比例等参数（图 1 - 2 - 2），制定个性化修复方案。将 DSD 治疗方案转移到患者的石膏模型上，体外制作诊断蜡型（图 1 - 2 - 3），直观展示治疗效果，实现高效医患沟通。获得患者满意的蜡型之后，在虚拟蜡型基础上设计数字化导板，采用逆向工程工业软件（Magics 22.0，Materialise，USA）进行布尔计算，确保数字化导板与牙体组织紧密贴合，利用牙科树脂打印机（ProJet MJP 3600，3D Systems，USA）打印数字化 3D 导板（图 1 - 2 - 4），指导美学树脂直接粘接修复临床操作。

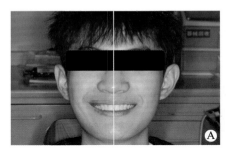
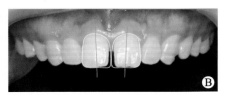

A. 确定数字化面弓；B. 根据美学因素确定牙齿轴向、位置、比例等参数。

图 1 - 2 - 2　DSD 美学分析和设计

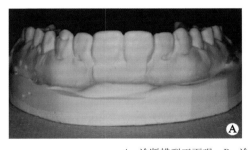
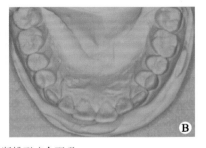

A. 诊断蜡型正面观；B. 诊断蜡型咬合面观。

图 1 - 2 - 3　体外制作诊断蜡型

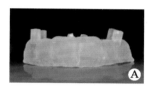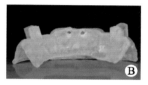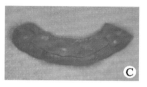

A. 数字化导板正面观；B. 数字化导板腭侧观；C. 数字化导板咬合面观。

图 1-2-4 数字化 3D 打印导板

2. 复诊：美学树脂直接粘接修复临床操作前一周嘱患者进行全口龈上洁治。术前利用树脂小球进行比色（牙釉质为 A2，牙本质为 A3.5），Opalustre 微研磨膏对患牙（11、21、13、23）表面进行微研磨，使其呈现白垩色脱矿改变（图 1-2-5）。特氟龙胶带隔离邻牙，试戴数字化 3D 导板，顺利就位，37% 磷酸酸蚀，冲洗，吹干，涂布通用型粘接剂（Single Bond Universal Adhesive，3M ESPE），用气枪将粘接剂吹至均匀薄层，光固化，就位数字化导板，应用反向注射分层技术，通过数字化导板上的小口注射 A3.5 色低黏度光固化混合型纳米流体树脂（G-aenial Universal Flo），然后注入 A2 色流动树脂与 A3.5 色流动树脂混合，透过导板从切端、唇面和舌面 3 个方向光照固化流动树脂 40 s，取下数字化 3D 导板，再次进行光固化（图 1-2-6）。检查咬合关系，修形，OptiDisc 抛光系统进行序列精细抛光（图 1-2-7）。术后口内照显示 11-21 牙间隙已关闭，龈缘高度协调，龈乳头形态恢复良好。11、21 宽长比约为 0.85，双侧切缘对称，牙长轴稍外倾，龈缘最高点位于牙长轴与牙龈缘交点的远中约 1 mm 处，符合上前牙区美学要素标准（图 1-2-8）。

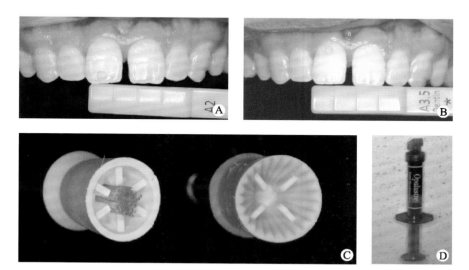

A. 牙釉质比色（A2）；B. 牙本质比色（A3.5）；C. 微研磨器械；D. Opalustre 微研磨膏。

图 1-2-5 患牙表面预处理

3. 复查：患者分别于术后 1 个月、6 个月、12 个月复诊，主诉无不适，口内检查见

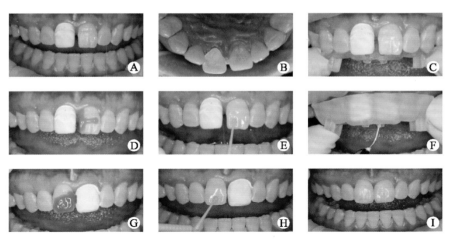

A. 11 水胶布隔离（正面观）；B. 11 水胶布隔离（腭侧观）；C. 试戴数字化导板；D. 21 酸蚀；E. 21 涂布粘接剂；F. 数字化导板引导下分层注射流动树脂；G. 21 水胶布隔离，11 酸蚀；H. 11 涂布粘接剂；I. 反向注射分层技术完成美学树脂修复。

图 1 - 2 - 6　数字化 3D 导板引导下美学树脂充填

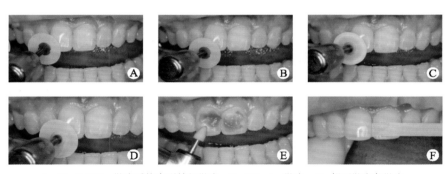

A ~ D：OptiDisc 抛光系统序列精细抛光；E. HiLuster 抛光；F. 邻面抛光条抛光。

图 1 - 2 - 7　修形抛光

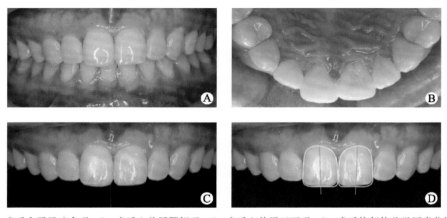

A. 术后全牙弓咬合观；B. 术后上前牙腭侧观；C. 术后上前牙正面观；D. 术后修复体美学因素分析。

图 1 - 2 - 8　术后即刻口内照

11、21、13、23 完整，无变色、无缺损及裂纹，无叩痛，不松动，牙龈无红肿。11、21、13、23 充填体边缘密合，无台阶；牙体形态正常，无凹陷，无可见裂纹和折裂；充填体稳固，未见着色，周围牙体无颜色变深；与邻牙接触关系良好，无食物嵌塞痕迹，正常行使功能，对颌牙未见明显磨耗（图 1-2-9）。11、21、13、23 进行精细序列抛光，口腔卫生宣教，继续观察随访。

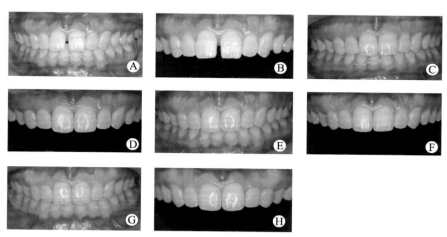

A. 术前全牙弓咬合观；B. 术前上前牙正面观；C. 术后 1 个月全牙弓咬合观；D. 术后 1 个月上前牙正面观；E. 术后 6 个月全牙弓咬合观；F. 术后 6 个月上前牙正面观；G. 术后 12 个月全牙弓咬合观；H. 术后 12 个月上前牙正面观。

图 1-2-9　术后复诊

（五）小结

本病例严格遵循微创美观原则，基于数字化技术，结合患者强烈要求不进行牙体预备的主观意愿，经过医-技-患三方充分沟通后，制定了在数字化 3D 导板引导下使用美学树脂直接粘接修复关闭中切牙牙间隙的治疗方案。前牙美学修复既要从宏观角度全局设计，又要从微观角度关注、把握操作细节。而美学分析和设计贯穿其中，既是美学修复的起点，也决定了美学修复的终点。本病例中，我们基于患牙的数字化美学信息进行数字化微笑设计，利用摄影技术呈现患牙口内、外实际情况，借助牙齿美学参数进行 DSD 分析和设计，通过可量化的数字模拟可视化展示修复效果，同时充分征求患者的意见，调整修复设计方案，获得最佳的美学修复效果。

患牙进行 DSD 分析和设计时，首先拍摄修复前口内照和口外微笑面像照，然后导入 Keynote 软件确定数字化面弓，即以瞳孔连线和口角连线确定修复的水平基准线，以面中线确定垂直基准线。最后利用数字化面弓分析患者的宏观美学（面部中线及面部比例关系等）、面下 1/3 局部美学（唇相对牙齿的垂直关系等）、微笑的横向宽度（即颊廊的大小和微笑的弧度）、牙齿和牙龈的微观美学（牙齿的外形、比例和颜色等），有机结合正面微笑照与三维面部模型、面部扫描数据与口内扫描数据进行三维个性化美学设计，高效提升美学沟通和美学实现效率，精准预测修复效果，获得可预期的满意美学修复。

　　个性化导板辅助下美学树脂分层充填是临床上运用广泛的前牙美学树脂粘接修复技术，其利用印模灌制石膏模型，在体外模型上用蜡或树脂恢复天然牙的形态和解剖细节，然后借助硅橡胶印取、制备患牙区腭侧和切端完整形态的个性化导板，指导口内美学树脂分层堆塑充填。该技术借助多色树脂分层修复，期望重现天然牙不同层次的颜色特征，但操作程序繁多，椅旁操作时间长，技术敏感性强，修复效果可预期性欠佳。本病例采用流动树脂反向注射分层充填技术进行前牙美学树脂直接粘接修复，与传统美学树脂分层堆塑充填技术相比，其独特和新颖之处在于它直接将诊断蜡型或天然牙的解剖形态转移至复合树脂修复体上，简易、准确和可预期地获得一个自然、美观的复合树脂修复体，大大减少椅旁操作时间，提高复合树脂修复效率。需要指出的是，流动树脂反向注射分层充填技术的材料基础是高填料含量的流动树脂，即二代流动复合树脂，该纳米树脂通过颗粒表面处理和增加颗粒大小的比例使其承载较高的填料负荷，同时特有的树脂填料基质使填料彼此间更为紧密，减少颗粒间的间隙，使填料颗粒在树脂基质中均匀分散，增强和保护基质。研究证实，高填料含量的流动复合树脂的机械、物理和美学特性可媲美通用型树脂。

　　复合树脂的修形抛光是决定修复体美观和寿命的关键因素。良好的修形抛光有助于修复体获得理想的外形和光滑表面，有效抑制菌斑吸附，减少边缘区域的表面着色、微渗漏和继发龋，同时改善口腔咀嚼功能，减少修复体与对颌牙和邻牙的磨损，延长修复体寿命。影响修复体修形抛光的因素包括修复材料的结构和机械性能，修形抛光器械的硬度、大小、形状和物理性能，器械使用时的速度和压力及润滑剂的作用等。临床上，修形抛光包括磨光和抛光两个过程，首先使用磨料硬度大于填料硬度的磨光钻磨去多余的树脂，但此步骤常常使树脂材料表面高低不平，造成波浪状损伤，此时需要使用颗粒较细的抛光钻、抛光轮或抛光膏等进行仔细打磨，获得平整光滑表面。本病例中，我们首先使用金刚砂车针去除多余材料，进行初步修形，然后使用 OptiDisc 干抛光系统进行序列抛光，OptiDisc 抛光碟含有氧化铝颗粒，按照修形（粗糙颗粒/80 μm）→ 粗抛（中粗糙颗粒/40 μm）→ 抛光（细颗粒/20 μm）→ 精细抛光（超精细颗粒/10 μm）序列精细抛光。对于抛光碟无法达到的区域（如腭侧的舌窝），我们使用 HiLuster 湿抛光系统进行抛光，来获得理想的光滑度，而邻面接触区则使用抛光条，有效去除多余的树脂和粘接剂，恢复正常的邻接关系，最终得到色泽光亮、自然逼真的牙体外形。术后 1 个月、6 个月和 12 个月复查结果也证实，良好的修形抛光保证了修复体稳定的光学和美学效果。

（黄丽佳　麦穗）

参考文献

1. GEŠTAKOVSKI D. The injectable composite resin technique：biocopy of a natural tooth-advantages of digital planning. Int J Esthet Dent, 2021, 16(3)：280 - 299.

2. HOSAKA K, TICHY A, MOTOYAMA Y, et al. Post-orthodontic recontouring of anterior teeth using

composite injection technique with a digital workflow. J Esthet Restor Dent, 2020, 32(7): 638 – 644.

3. COACHMAN C, DE ARBELOA L, MAHN G, et al. An improved direct injection technique with flowable composites. A digital workflow case report. Oper Dent, 2020, 45(3): 235 – 242.

4. BADR C, SPAGNUOLO G, AMENTA F, et al. A two-year comparative evaluation of clinical performance of a nanohybrid composite resin to a flowable composite resin. J Funct Biomater, 2021, 12(3): 51.

5. ZULEKHA, VINAY C, ULOOPI KS, et al. Clinical performance of one shade universal composite resin and nanohybrid composite resin as full coronal esthetic restorations in primary maxillary incisors: a randomized controlled trial. J Indian Soc Pedod Prev Dent, 2022, 40(2): 159 – 164.

6. BASTOS NA, BITENCOURT SB, MARTINS EA, et al. Review of nano-technology applications in resin-based restorative materials. J Esthet Restor Dent, 2021, 33(4): 567 – 582.

7. SOARES IA, DA SILVA LEITE PKB, FARIAS OR, et al. Polishing methods' influence on color stability and roughness of 2 provisional prosthodontic materials. J Prosthodont, 2019, 28(5): 564 – 571.

8. MARUFU C, KISUMBI BK, OSIRO OA, et al. Effect of finishing protocols and staining solutions on color stability of dental resin composites. Clin Exp Dent Res, 2022, 8(2): 561 – 570.

三、上颌前牙釉质白垩斑的渗透树脂修复

（一）病例基本情况

患者 13 岁，女性，因我院正畸科转诊"正畸前上颌前牙白垩斑渗透树脂修复"来诊。患儿家长诉患者 1 周前于我院正畸科检查时，发现上前牙白垩斑，因正畸需要建议转诊我科行上前牙渗透树脂修复。口内检查 14 ~ 24 唇面牙釉质见白垩色斑块伴黄染，探质地粗糙、大量软垢，牙龈稍红，BOP(–)（图 1 – 3 – 1）。

（二）病例诊断

14 ~ 24 牙釉质白垩斑（浅龋）：本病例是牙釉质平滑面早期浅龋，表现为牙釉质表面的白垩色斑块，探针有粗糙感，且随着时间延长和病变继续发展，色素沉着后变为黄褐色。

浅龋的白垩色或黄褐色改变，要与氟斑牙和牙釉质发育不全相鉴别。

1. 氟斑牙：是由于牙釉质发育阶段摄入过多氟而导致的牙釉质发育不良和矿化不全，牙釉质呈多孔性，容易吸附外来色素。轻中度氟斑牙表现为受损牙面呈白垩色至深褐色，且患牙为对称性分布，具有地区性分布特点，这是与浅龋相鉴别的重要因素。

2. 牙釉质发育不全：是在牙发育期间，由于全身疾患、营养障碍或乳牙根尖周感染导致的牙釉质结构异常。可分为牙釉质矿化不全和牙釉质形成不全两种形式：①牙釉质矿化不全：牙釉质形态基本完整，仅有色泽和透明度的改变，形成白垩色釉质，探诊时局部硬而光滑。②牙釉质形成不全：可造成牙釉质表面不同程度实质性缺陷，牙釉质表面出现带状或窝状的凹陷。除了乳牙根尖周感染导致的牙釉质发育不全（也称特纳牙）以外，病变呈对称性，有别于浅龋。

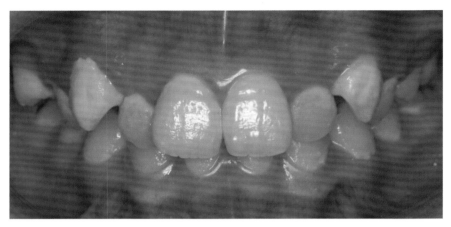

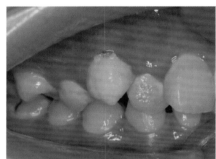 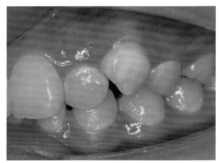

14～24 唇面牙釉质见白垩色斑块伴黄染，探诊粗糙、大量软垢。

图 1 - 3 - 1   病例初诊口内照

（三）治疗方案

对于牙釉质早期龋、尚未出现牙体硬组织缺损的患牙，临床上可以采用非手术治疗来终止或者消除龋病。目前非手术治疗主要包括药物治疗、再矿化治疗和渗透树脂治疗。

1. 药物治疗

药物治疗是采用化学药物（如氟化物和硝酸银等）治疗龋损，终止或者消除龋病。常用的氟化物有酸性磷酸氟化钠（acidulated phosphate fluoride，APF）溶液、含氟凝胶（如 1.5% APF 凝胶）、含氟涂料、75% 氟化钠甘油糊剂和 8% 氟化亚锡溶液等，对口腔软组织无腐蚀性，不使牙体着色，安全有效，前后牙均可使用。

常用硝酸银制剂有 10% 硝酸银和氨硝酸银，其原理是硝酸银与人体组织及细菌蛋白结合形成蛋白银，在低浓度时有抑菌作用，高浓度时能杀灭细菌。但是，硝酸银会造成牙体变色，因此建议只用于乳牙和后牙，并且硝酸银有较强的腐蚀性，不用于颈部龋以避免对牙龈的损伤。

治疗方法是清洁牙面，去除菌斑和牙石，磨除牙表面浅龋，暴露病变部位，隔湿，吹干牙面，涂布药物。

2. 再矿化治疗

再矿化治疗是采用再矿化液使脱矿的牙釉质或牙骨质再次矿化，终止龋病，恢复牙体硬度，可以获得一定疗效。再矿化液的主要成分为不同比例的钙、磷和氟，其 pH 一般调至 7。治疗方法可以是局部应用，清洁、干燥牙面，将浸有药液的棉球置于龋病处，每次放置几分钟，反复 3~4 次。也可以配制成漱口液，每日含漱。再矿化治疗疗程长，由于患者需要进行口腔正畸矫正，要求尽快完成治疗，因此不接受该方案。

3. 渗透树脂治疗

渗透树脂治疗是采用新型树脂材料阻止早期龋发展的新技术，单次就诊椅旁操作，就能取得良好的治疗效果。渗透树脂主要成分有：渗透树脂（甲基丙烯酸甲酯树脂基质、引发剂、添加剂）、酸蚀剂（15% 盐酸、焦化硅酸、表面活性物质）和干燥剂（99% 乙醇）。作用原理是通过毛细虹吸作用将渗透树脂浸润到脱矿牙釉质的多孔隙结构中，封闭酸性物质入侵和矿物质溶解流失的通道，最终起到再矿化和治疗早期龋的作用。临床治疗步骤为：清洁患牙，橡皮障隔湿，酸蚀牙面，清洗干燥牙面，涂布两次渗透树脂，彻底光固化和抛光。

针对本病例患儿前牙的白垩斑，由于其近期需要进行口腔正畸矫正（14 和 24 为正畸减数牙），要求尽快完成治疗，而再矿化治疗疗程长，且有研究表明渗透树脂治疗的美学效果优于药物治疗和再矿化治疗。因此患儿家长选择采用渗透树脂即刻修复 13~23 牙釉质白垩斑。

（四）治疗过程及复查

1. 初诊：与患者充分沟通治疗方案后，患者选择渗透树脂修复患牙。治疗过程如下：使用抛光杯配合抛光膏清洁患牙，冲洗干净牙面（图 1-3-2）。上橡皮障隔湿患牙 13~23，避免唾液污染，并进一步清洁牙面，同时使用牙线配合隔离患牙，充分暴露脱矿的牙颈部，以利于后续渗透树脂治疗（图 1-3-3）。

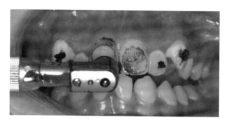

使用抛光杯配合抛光膏清洁患牙，冲洗干净牙面。

图 1-3-2 清洁牙面

2. 清洁完成后，将足量酸蚀剂涂布于白垩斑上，酸蚀范围应至白垩斑外围 2 mm 处，如果牙面大范围早期龋损则需酸蚀整个牙面，酸蚀时间为 2 分钟（图 1-3-4）。

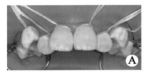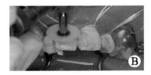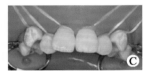

A. 橡皮障与牙线隔湿患牙 13～23；B. 使用抛光碟和抛光膏进一步清洁牙面；C. 清洁干净后的牙面。

图 1－3－3　橡皮障隔离和清洁牙面

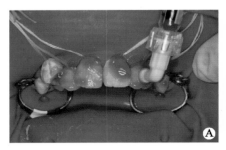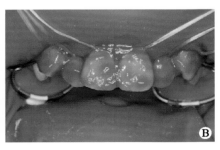

A. 放置酸蚀剂；B. 酸蚀 2 分钟。

图 1－3－4　酸蚀

3. 大量清水冲酸蚀牙面 30 秒，并吹干（图 1－3－5）。

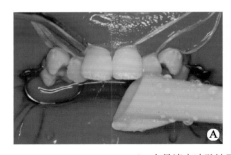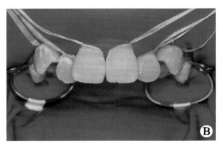

A. 大量清水冲酸蚀牙面 30 秒；B. 吹干。

图 1－3－5　冲洗

4. 将含有 99% 乙醇的干燥剂材料涂布于患牙病损区，等待 30 秒后，吹干（图 1－3－6）。

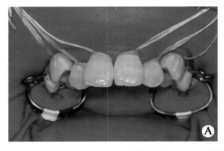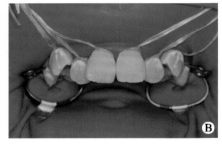

A. 干燥剂涂布于患牙病损区并等待 30 秒；B. 吹干。

图 1－3－6　涂布干燥剂

5. 将渗透树脂均匀地涂布在已被酸蚀的前牙唇面病损处，等待 3 分钟，并用棉球去除唇面多余材料，牙线去除邻面多余材料，光固化 40 秒，光固化需采用 450 nm 的光源，功率至少为 800 mw/cm²，使用时尽量将光源靠近被治疗的牙面，且固化时间达 40 秒。注意不要在牙椅照明灯直射下涂布树脂（图 1 - 3 - 7）。

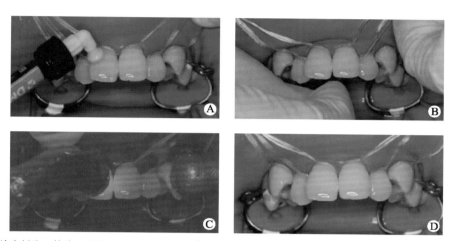

A. 涂布树脂，等待 3 分钟；B. 清除多余的渗透树脂；C. 光固化 40 秒；D. 第一次渗透树脂治疗完成后。

图 1 - 3 - 7 第一次涂布渗透树脂

6. 重复涂布渗透树脂，将渗透树脂再次涂布在龋损牙面上，等待 1 分钟，光固化 40 秒（图 1 - 3 - 8）。

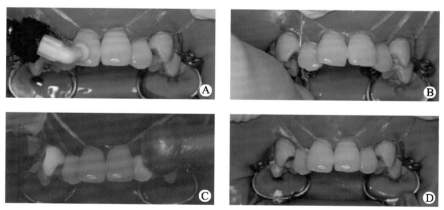

A. 重复涂布树脂，等待 1 分钟；B. 清除多余的渗透树脂；C. 光固化 40 秒；D. 第二次渗透树脂修复完成后。

图 1 - 3 - 8 第二次涂布渗透树脂

7. 去除橡皮障及牙线，对渗透树脂治疗后牙面进行打磨，抛光，完成治疗（图 1 - 3 - 9）。治疗效果良好，患者总体满意。牙龈稍出血，酸蚀后牙釉质脱水，牙面颜色光泽略白。

8. 复诊：患者治疗后 1 周复诊，牙龈较 1 周前恢复正常，牙面白垩斑消退，色泽较治疗即刻明显改观，恢复自然美观，治疗效果良好（图 1 - 3 - 10，图 1 - 3 - 11）。嘱定期复查。

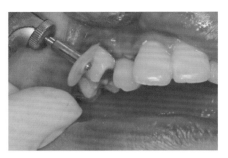

图 1 - 3 - 9　抛光

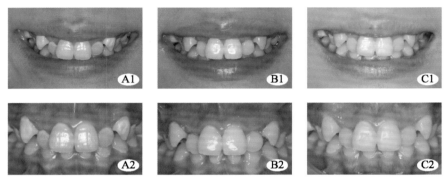

A1、A2. 治疗前；B1、B2. 治疗后即刻；C1、C2. 治疗后一周复查。

图 1 - 3 - 10　治疗前后正面照

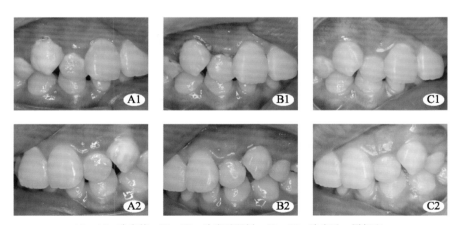

A1、A2. 治疗前；B1、B2. 治疗后即刻；C1、C2. 治疗后一周复查。

图 1 - 3 - 11　治疗前后侧面照

（五）小结

本病例患者 13 岁女童，发现上前牙白垩斑，且因正畸需要建议转诊我科行上前牙渗透树脂修复。在进行 13 ~ 23 唇面牙釉质见白垩色斑块渗透树脂治疗后，治疗效果良好。渗透树脂治疗是一种阻止早期龋发展的新技术，为龋病光滑面和邻面的非洞病损提供微创的治疗方法，研究表明渗透树脂对白垩斑的美学改善长期稳定。渗透树脂治疗的原理是利用高渗透性、低黏度、高表面张力的光固化渗透树脂材料，通过毛细虹吸作用浸润到脱矿牙釉质的多孔隙结构中，形成牙釉质树脂突混合层，封闭酸性物质入侵和矿物质溶解流失的通道，在病损内部形成屏障。同时使牙釉质硬度明显升高，有利于抵抗酸蚀和龋病进展，最终起到再矿化和治疗早期龋的作用。

对本病例进行临床反思与小结如下。

渗透树脂治疗必须严格把握适应证，包括龋病光滑面和邻面的非洞病损、轻中度氟斑牙等。治疗过程要严格遵照临床操作步骤进行，包括清洁患牙、橡皮障隔湿、酸蚀牙面、清洗干燥牙面、涂布两次渗透树脂、彻底光固化和抛光等操作细节，必须逐步进行，才能取得良好的治疗效果。

治疗过程中橡皮障的使用可以提供良好的术区干燥环境，避免唾液污染，对于唇颊面的治疗，橡皮障能起到良好的隔湿效果，且能预防治疗过程对牙龈黏膜的损伤。酸蚀剂的使用是治疗过程中的关键步骤之一，酸蚀剂酸蚀牙面后，牙釉质表面应呈白垩色，如未呈现此颜色则需重复酸蚀。酸蚀后的牙面禁止触摸或被唾液污染，如不慎发生上述状况，可以追加酸蚀大约 10 秒。同时必须控制酸蚀剂的使用安全，酸蚀剂可导致皮肤黏膜甚至是眼睛的腐蚀性烧伤，请将使用范围严格控制在需治疗的龋损牙表面，避免酸蚀剂接触到牙龈及邻牙，甚至是眼睛。在操作过程中使用全封闭的注射器及配套的注射头，使用橡皮障隔湿患牙，并佩戴护目镜，将酸蚀凝胶注射在口腔内的治疗区域，避免酸蚀剂接触到口腔软组织、眼睛及皮肤。如不慎碰到皮肤黏膜，应立即用大量清水冲洗，也可用肥皂清洗皮肤接触材料的区域。口腔黏膜接触到酸蚀剂后，黏膜表面会呈现白色，该现象会在数天内消失。如有必要可咨询相关皮肤专科或眼科医生。

少数个案报道会产生接触性过敏现象。如果已知患者对该套装某一材料产生接触性过敏，则禁止使用此产品。含丁香酚的材料（如临时冠粘接剂）可以抑制本产品的聚合反应，要避免使用。

（郑健茂）

参考文献

1. GU X, YANG L, YANG D, et al. Esthetic improvements of pos-torthodontic white-spot lesions treated with resin infiltration and microabrasion: a split-mouth, randomized clinical trial. Angle Orthod, 2019, 89(3): 372-377.

2. BOUROUNI S, DRITSAS K, KLOUKOS D, et al. Efficacy of resin infiltration to mask post-orthodontic or non-post-orthodontic white spot lesions or fluorosis—a systematic review and meta-analysis. Clin Oral Invest, 2021, 25(8): 4711-4719.

3. PULEIO F, FIORILLO L, GORASSINI F, et al. Systematic review on white spot lesions treatments. Eur J Dent, 2022, 16(1): 41-48.

4. EDUNOORI R, DASARI AK, CHAGAM MR, et al. Comparison of the efficacy of Icon resin infiltration and

Clinpro XT varnish on remineralization of white spot lesions: an *in-vitro* study. J Orthod Sci, 2022, 11: 12.

5. ALLEN DN, FINE CM, NEWTON MN, et al. Resin Infiltration Therapy: a micro-invasive treatment approach for white spot lesions. J Dent Hyg, 2021, 95(6): 31 – 35.

6. SOVERAL M, MACHADO V, BOTELHO J, et al. Effect of resin infiltration on enamel: a systematic review and meta-analysis. J Funct Biomater, 2021, 12(3): 48.

7. TAVARES MI, SARAIVA J, DO VALE F, et al. Resin infiltration in white spot lesions caused by orthodontic hypomineralisation: aminimally invasive therapy. Br Dent J, 2021, 231(7): 387 – 392.

8. ZAKIZADE M, DAVOUDI A, AKHAVAN A, et al. Effect of resin infiltration technique on improving surface hardness of enamel lesions: a systematic review and meta-analysis. J Evid Based Dent Pract, 2020, 20(2): 101405.

9. YOUSSEF A, FARID M, ZAYED M, et al. Improving oral health: a short-term split-mouth randomized clinical trial revealing the superiority of resin infiltration over remineralization of white spot lesions. Quintessence Int, 2020, 51(9): 696 – 709.

10. ALREBDI AB, ALYAHYA Y. Microabrasion plus resin infiltration in masking white spot lesions. Eur Rev Med Pharmacol Sci, 2022, 26(2): 456 – 461.

四、变色上颌中切牙的根管内漂白及直接修复

(一) 病例基本情况

患者28岁，女性，因右上门牙自发肿痛伴发热一天就诊。患者三天前因右上门牙变色于外院就诊，无自发痛、冷热刺激痛、咬合痛等症状，拟行根管治疗及冠修复。开始治疗封药后，昨日突然出现明显肿胀疼痛并伴随发热，遂转诊我院。自诉幼时曾有前牙外伤史，具体不详。无全身系统性疾病，无药物过敏史。体温38.1 ℃，检查见右上唇及眶下区红肿，皮温高，压痛明显。右上前牙牙龈及前庭沟处肿胀且有波动感，11牙冠颜色暗黄，松Ⅰ度，叩痛（+++），未探及明显牙周袋，腭侧暂封完整。12无叩痛，不松动，冷测无不适，牙髓电测有活力，根尖片（图1-4-1A）11根管粗大，根尖大面积低密度影，波及12，根管内高密度影像稀疏，未及根管全长，21未见明显根管影像，提示根管钙化，根尖无明显低密度影。患者自带外院CBCT（cone beam computed tomography，锥形束CT）示11根尖低密度透射影，形状类圆形，边界不清楚，唇侧骨皮质破坏（图1-4-1B，图1-4-1C）。

(二) 病例诊断

1. 11慢性根尖周炎急性发作：患者曾有明确外伤史，影像学检查11根尖有大面积不规则低密度透射影，在外院治疗前尚无自觉症状，治疗后出现急性症状。

2. 11内源性着色：因牙髓坏死或色素沉积于牙齿深层组织而引起的牙齿变色，多由于氟斑牙、四环素牙、外伤牙、增龄或根管治疗药物等原因导致。

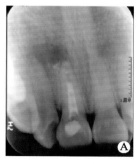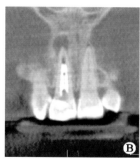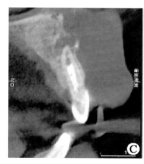

A. 本院根尖片；B. 外院 CBCT 冠状位；C. 外院 CBCT 矢状位。

图 1-4-1　病例初诊影像学检查

（三）治疗方案

1. 根管治疗：首先需要严格控制根管内感染，可根据患牙能否保留选择根管治疗或拔除患牙，必要时辅以切开排脓。当颌面部出现明显肿胀并有波动感时，联合切开排脓比单独采取根管治疗效果更佳。本病例患者就诊时已经在外院开始进行 11 根管预备和封药，治疗操作激发了强烈肿痛，提示治疗方案和步骤要考虑根尖周炎的病程发展。本次再处理必须首先进行严格的根管消毒和封药，辅以切开排脓，并开具口服抗生素，尽量控制患者的急性感染症状，之后再完善根管充填治疗，考虑到虽然 11 牙根基本发育完成，但根管粗大，根尖孔可能缺乏生理性狭窄区，建议行根尖屏障术。

2. 内漂白：患者因牙冠变色求诊，对美观要求较高，但目前根尖周病变范围较大，预后不确定，后期是否需要根尖手术尚未知。结合患者需求，建议在根尖屏障术复查时同期行内漂白术，解决前牙美观问题，待根尖周病变愈合后再行冠修复。

（四）治疗过程及复查

1. 初诊：11 阿替卡因局麻，对应前庭沟处切开排脓，大量生理盐水冲洗，橡皮障隔离，DOM 下去除暂封见根管内脓血性渗出，测根尖直径为 0.8 mm，3% 次氯酸钠结合超声大量冲洗至无明显渗出，干燥后置入 Apexcal 糊剂，Caviton 暂封（图 1-4-2）。术后嘱患者口服头孢拉定 3 天，每 6 小时服用一次，每次 0.5 g。

2. 复诊：两周后第一次复诊，检查 11 唇侧黏膜无红肿压痛，11 无叩痛，不松动，暂封存。11 橡皮障隔离，DOM 下采用 3% 次氯酸钠、17% EDTA 结合超声荡洗去除根管内封药，生理盐水终末冲洗，纸尖干燥，用 iRoot BP plus 在根尖约 4~5 mm 位置制备屏障，Caviton 暂封。1 天后复诊，11 橡皮障隔离，去除暂封，DOM 下探及根管下段 iRoot BP Plus 硬固，生理盐水超声荡洗根管中上段，干燥，热牙胶回填至根管口下方约 3 mm 处，Caviton 暂封（图 1-4-3）。

1 个月后第三次复诊，患者自述无不适，检查上颌前牙黏膜处无红肿、窦道，11 叩

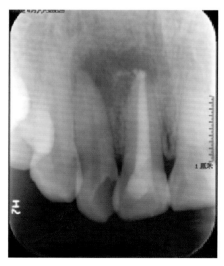

图 1 - 4 - 2　11 根管内封药后即刻根尖片

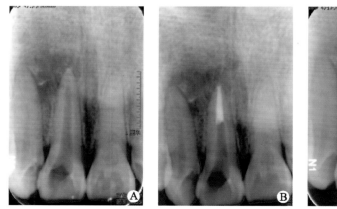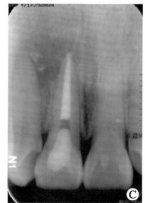

A. 去除根管内封药；B. 制备根尖屏障后即刻；C. 热牙胶回填根管中上段后即刻。

图 1 - 4 - 3　11 根管充填

诊无不适，不松动，21 电测牙髓活力正常。患者要求尽快解决 11 美观问题，拟行内漂白术。11 橡皮障隔离，DOM 下去除暂封，根管口 F00 流体树脂严密封闭，髓腔内置 Opalescence Endo 内漂白剂，置入小棉球，GIC 暂封，嘱 1 周后复诊（图 1 - 4 - 4）。

1 周后第四次复诊，患者自述无不适，对前牙色泽基本满意，但牙颈部仍有部分黑色素沉着，考虑进行二次内漂白，遂进行 11 橡皮障隔离，DOM 下去除暂封及根管口 1 mm 流体树脂，髓腔内置 Opalescence Endo 内漂白剂，置入小棉球，GIC 暂封，嘱 2 天后复诊。2 天后检查 11 无叩痛，不松动，暂封完整，11 牙冠颜色比邻牙稍白，牙颈部黑色消失，11 橡皮障隔离，DOM 下去暂封及漂白剂，玛吉斯特树脂充填，调殆，抛光，嘱定期复查（图 1 - 4 - 5）。

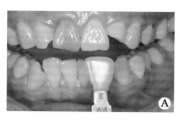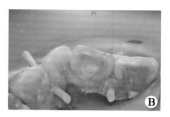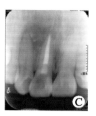

A. 术前口内照；B. 髓腔内置内漂白剂；C. 置内漂白剂术后即刻根尖片。

图 1 - 4 - 4 11 内漂白术

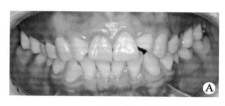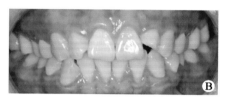

A. 11 第一次内漂白后 1 周；B. 11 第二次内漂白后 2 天。

图 1 - 4 - 5 11 内漂白术后情况

3. 复查

术后 8.5 个月复查，11 无叩痛，不松动，颜色较邻牙协调，充填物完整，根尖低密度影明显缩小，12 牙髓活力检测正常。术后 2.5 年复查，11 无叩痛，不松动，颜色较邻牙协调，充填物完整，根尖阴影消失，12 牙髓活力检测正常。患者自述对前牙现状满意，暂不考虑行冠修复。嘱勿咬硬物，谨防外伤，不适随诊（图 1 - 4 - 6）。

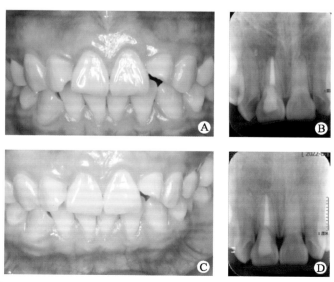

A. 术后 8.5 个月口内照；B. 术后 8.5 个月根尖片；C. 术后 2.5 年口内照；D. 术后 2.5 年根尖片。

图 1 - 4 - 6 11 术后复查情况

（五）小结

本病例在外院就诊时无疼痛肿胀等症状，自诉幼时有前牙外伤史，且牙冠变色明显，提示牙髓因外伤受损坏死，影像学检查 11 根尖低密度透射影范围较大，表明根管内感染已迁延至根尖周区域并发展成慢性根尖周炎。开髓封药后迅速发展为急性炎症，推测与根管预备时感染控制情况不佳有关。前期治疗具体细节不详，是否行橡皮障隔离及使用次氯酸钠冲洗根管等均未知。另外，患牙根尖孔较粗大，预备时易将感染物推出根尖孔，若冲洗不到位极易导致根尖部碎屑堆积，加重局部炎症反应，引起患者肿痛加重。当出现明显脓肿症状时，若能保留患牙，建议同时进行根管治疗及切开排脓，大部分患者无须使用抗生素治疗，如患者出现发热、淋巴结肿大等全身症状时可辅助使用口服抗生素。本例患者在我院就诊时已有发热症状，因此将 11 暂封去除后重新进行根管预备和氢氧化钙封药，局部脓肿切开排脓并开具口服抗生素，患者自诉 1 天后症状明显好转。

临床上常用根尖屏障术处理根尖孔未闭合且伴发牙髓病或根尖周病的患牙，即将硅钙基水门汀类材料置入根尖段 4～5 mm，待其硬固后形成根尖止点达到根尖封闭的方法。根尖屏障术相较根尖诱导成形术操作时间快，无须长时间及反复封药，大量研究都表明具有良好预后。目前虽无明确指南指出多大直径的根尖孔需要采用根尖屏障术，但临床上一般在根尖孔大于 0.6 mm 时建议考虑行根尖屏障术。值得注意的是，根管预备时由于患牙本身根管粗大、根管壁较薄，应该尽量避免机械预备，多采用次氯酸钠结合超声荡洗的方式预备根管。

外源性着色牙一般由菌斑、产色素细菌、漱口水、饮料、食物等导致牙表面着色，内部组织结构完好，通过超声、喷砂洁牙等口腔卫生清洁措施即可去除染色物。内源性着色常因为牙发育缺陷或牙外伤引起，可根据着色程度选择治疗方式，包括漂白、树脂修复、全冠修复等。本例患牙为外伤后数年牙冠明显变色，可能由于创伤时牙髓血管破裂，血细胞游离到髓腔，溶血后释放血红蛋白及铁离子，与硫化氢结合生成硫酸铁进入牙本质小管导致。此外，本病例患牙颈部在本次根管治疗后出现了明显黑色素沉着，推测可能与治疗过程中使用的冲洗剂及封药等有关。例如本病例使用的 Apexcal 封药中含有重金属成分铋，可能与胶原蛋白相互作用转变成黑色沉淀、次氯酸钠与铋发生反应、碳酸铋对光敏感易变色等原因有关，提示以后在根管内封药前要注意避免血液，尽量将药物置于根管口下方 2 mm。另外，有文献表明，在根管封药前将髓腔牙本质用牙本质粘接剂封闭对于预防内源性着色也有一定的效果。

内漂白是处理内源性着色最微创和保守的方式。本例患牙无明显牙体缺损，根尖周病变范围较大，患者急于改善美观情况，因此在根管治疗后，根尖周病变有愈合迹象的基础上选择用内漂白术改善美观情况。临床上常用市售的根管内漂白凝胶，主要成分为35% 过氧化氢。操作时将患牙用橡皮障隔离并使用牙龈封闭剂保护牙龈，继而去除髓腔所有充填物，尤其是髓角处的残髓组织和根充糊剂。需严密封闭根管口，尽量将颈部屏障材料置于釉牙骨质界下方，之后放置漂白剂，嘱患者在3~10天复诊，如效果仍不明显，可在去除原漂白剂后重新内漂白，达到理想颜色。虽然大部分文献都指出内漂白治疗效果良好，然而漂白后牙齿颜色的稳定性和持久性仍值得关注。

（杜宇）

参考文献

1. SIQUEIRA JF Jr, RÔÇAS IN. Microbiology and treatment of acute apical abscesses. Clin Microbiol Rev, 2013, 26(2): 255 – 273.

2. KURIYAMA T, ABSI EG, WILLIAMS DW, et al. An outcome audit of the treatment of acute dentoalveolar infection: impact of penicillin resistance. Br Dent J, 2005, 198(12): 759 – 763.

3. TABIYAR K, LOGANI A. The apical extent of mineral trioxide aggregate apical barrier does not influence the treatment outcome in a nonvital immature permanent anterior tooth: a split-mouth clinical study. Eur Endod J, 2021, 6(1): 44 – 49.

4. XU Q, LING JQ, GU HJ, et al. Clinical management of open apices teeth with mineral trioxide aggregate (MTA) as apical barrier in adults. Hua Xi Kou Qiang Yi Xue Za Zhi, 2006, 24(4): 312 – 314, 317.

5. AKBARI M, ROUHANI A, SAMIEE S, et al. Effect of dentin bonding agent on the prevention of tooth discoloration produced by mineral trioxide aggregate. Int J Dent, 2012, 2012: 563203.

6. ABBOTT P, HEAH SYS. Internal bleaching of teeth: an analysis of 255 teeth. Aust Dent J, 2009, 54(4): 326 – 333.

7. MARCIANO MA, COSTA RM, CAMILLERI J, et al. Assessment of color stability of white mineral trioxide aggregate *Angelus* and bismuth oxide in contact with tooth structure. J Endod, 2014, 40(8): 1235 – 1240.

8. CAMILLERI J. Color stability of white mineral trioxide aggregate inContact with hypochlorite solution. J Endod, 2014, 40(3): 436 – 440.

9. 陈柳池, 蒋宏伟. 牙髓治疗后牙齿内源性着色的研究进展. 中华口腔医学研究杂志(电子版), 2020, 14(4): 260 – 264.

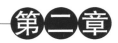

第二章

活髓保存术

一、概　　述

　　牙髓组织包含血管、神经、牙髓细胞、免疫细胞等，具有营养、感觉、防御及形成牙本质等功能。根管治疗术需摘除全部牙髓以彻底去除感染，患牙治疗后丧失牙髓功能且硬组织缺损较大，远期牙体折裂风险显著高于活髓牙。因此，基于微创牙科的理念，开展活髓保存治疗（vital pulp therapy，VPT），保持牙髓活力，提高患牙远期存留率，是牙体牙髓病学发展的重要目标之一。

（一）发展概况

1. 治疗技术

　　活髓保存治疗是将可促进牙髓组织修复的制剂覆盖于近髓牙本质或已暴露的牙髓创面上，保存龋源性、机械性或外伤性损伤牙髓的方法，旨在消除牙髓感染、保存牙髓活力、维护牙髓功能以利于牙齿的长期存留。活髓保存治疗包括盖髓术（间接盖髓术和直接盖髓术）及牙髓切断术（微型牙髓切断术、部分牙髓切断术和冠髓切断术）。

　　间接盖髓术（indirect pulp capping）是将盖髓材料覆盖在近髓牙本质表面，隔绝致龋微生物及其营养环境，促进修复性牙本质形成从而保护活髓的治疗方法，用于深龋或外伤等造成近髓且无不可复性牙髓炎或根尖周炎症状的患牙。欧洲牙髓病学会（European Society of Endodontology，ESE）于2019年发表关于活髓保存治疗的立场声明，认为硅酸钙材料和玻璃离子水门汀均可用于间接盖髓，二者对术后临床症状和牙髓状态影响的差异无统计学意义。间接盖髓术成功的关键在于术中感染控制和冠部严密修复，避免微生物的再感染。

　　直接盖髓术（direct pulp capping）是将盖髓剂直接覆盖于暴露的牙髓创面，控制炎症反应，保存牙髓活力以利于形成硬组织屏障。2017年美国儿童口腔医学学会（American Academy of Pediatric Dentistry，AAPD）与美国牙髓病学会（American

Association of Endodontists，AAE）在活髓保存治疗达成共识的基础上发表指南，认为直接盖髓术适用于机械性或龋源性露髓且牙髓健康的年轻恒牙。

微型牙髓切断术（miniature pulpotomy）指覆盖盖髓材料前去除露髓创面表层约1 mm 炎症组织，不仅能更好地控制出血，还有助于盖髓材料与牙髓细胞的直接接触从而促进牙髓牙本质复合体愈合。部分牙髓切断术（partial pulpotomy）又称为 Cvek 牙髓切除术，指去除露髓处 2~3 mm 炎性组织，保留冠部剩余健康牙髓和根髓。冠髓切断术（complete pulpotomy）指去除全部冠髓，将盖髓材料置于髓底和根管口牙髓组织上，保留有活力的根髓。牙髓切断术与直接盖髓术治疗过程相似，但治疗后剩余的活髓组织量不同。2017 年周学东等学者提出，牙髓切断术适用于无明显疼痛、肿胀、松动且影像学无异常的露髓患牙。

牙髓组织病理学、牙髓组织防御和修复机制的研究进展发现，牙髓炎症的临床诊断与组织病理学表现存在不一致性。部分临床表现为不可复性牙髓炎的患牙，其组织学显示炎症和微生物仅限于部分冠髓组织，而根髓内无微生物入侵和炎症表现，提示存在可复性或不可复性牙髓炎的患牙，去除感染因素和控制炎症反应后，在盖髓材料的诱导下，牙髓具有实现自我愈合的潜能。此外，新型生物活性盖髓材料的发展极大地改善了活髓保存治疗的预后。近十年来的研究表明，活髓保存术在治疗临床表现为可复性或不可复性牙髓炎的患牙中均有较高的成功率。研究显示，对 8~78 岁患者的龋源性露髓患牙（牙髓状态正常或可复性牙髓炎）使用三氧化矿物聚合物（mineral trioxide aggregate，MTA）直接盖髓，术后 3 年的活髓保存率为 78%，且成功率并不会随着随访时间的延长而显著降低。存在不可复性牙髓炎的成熟恒牙行部分牙髓切断术并覆盖硅酸钙材料，术后 2 年成功率为 85%，行冠髓切断术后 1 年成功率为 95% 而 3 年成功率降至 88%。一项回顾性临床研究发现，临床表现为不可复性牙髓炎或影像学检查存在根尖周透射影的龋源性露髓成熟恒牙行 MTA 冠髓切断术的成功率分别为 84% 或 76%，术后结合临床症状和体征（有无自发痛、叩痛或窦道）、影像学检查（根尖周透射影变化情况）进行疗效评估，随访时间最长达 62 个月。

2019 年 ESE 关于活髓保存治疗的立场声明提出，直接盖髓术适用于外伤性或医源性露髓且牙髓健康的成熟恒牙；对于龋源性露髓的成熟恒牙（牙髓健康或伴可复性牙髓炎）可采用直接盖髓术或部分牙髓切断术，若患牙有局限于冠部牙髓的不可复性炎症，在无菌操作的前提下可行冠髓切断术。2021 年 AAE 发表的立场声明认为，对不可复性牙髓炎的成熟恒牙可考虑行活髓保存治疗。第 12 版 *Cohen's Pathways of the Pulp* 指出，对于诊断为不可复性牙髓炎的患牙，尤其是年轻恒牙，可考虑采用硅酸钙材料行牙髓切断术，旨在保存健康牙髓的活力以提高患牙远期存留率；术前温度测试反应、患者年龄或露髓孔大小并不是影响活髓保存治疗成功率的重要因素。然而，对于不可复性牙髓炎患牙的活髓保存治疗，尚需要高质量的前瞻性、随机对照临床研究的循证依据来指导临床实践和指南制定。在选择活髓治疗术式时，还需考虑剩余牙体组织的结构和后续的修复计划。对于难以控制龋病发生发展或冠部牙体组织广泛缺失而需冠修复的患牙，建议慎行活髓保存治疗。

2. 盖髓材料

（1）氢氧化钙

自 20 世纪初被 Hermann 引入口腔领域以来，氢氧化钙长期被广泛应用于活髓保存治疗，其强碱性不仅显示出良好的抗菌效应，还可通过中和炎症反应所产生的酸而缓解炎症及疼痛。此外，氢氧化钙可诱导牙髓组织中的间充质细胞分化为成牙本质细胞，促进修复性牙本质形成。然而氢氧化钙边缘密合性较差，且随时间的延长发生溶解，导致其诱导形成的钙化桥下方出现众多孔隙，易发生微渗漏，微生物通过孔隙缺陷侵入牙髓组织，造成牙髓变性、钙化甚至坏死。因此随着时间的推移，氢氧化钙盖髓的成功率逐渐降低。使用氢氧化钙对 4~15 岁患者的第二乳磨牙或第一恒磨牙行间接盖髓，术后 2 年成功率为 84.6%。Barthel 等通过影像学检查和牙髓活力测试对龋源性露髓患牙应用氢氧化钙直接盖髓的治疗效果进行评估，术后 5 年和 10 年的成功率分别为 37% 和 13%。氢氧化钙上述的性能缺陷已限制其作为活髓保存治疗的首选材料。

（2）玻璃离子水门汀

玻璃离子水门汀是一类含有氟化物的硅酸盐材料，可与牙体组织化学粘接，因固化反应过程无聚合收缩而具有较好的封闭性，且对致龋菌产酸有抑制作用。Fuji IX 等玻璃离子可通过释放氟离子和锶离子促进龋坏组织再矿化，但对牙髓细胞有一定毒性，目前临床上常用于间接盖髓治疗。应用 Fuji IX 和硅酸钙材料 Biodentine 对可复性牙髓炎患牙行间接盖髓术，术后 1 年结合患者自觉症状、临床体征和牙髓活力测试等进行临床预后评估，两种材料的临床成功率均为 83.3%；而 CBCT 疗效评估显示，71% 的愈合病例（牙周膜间隙恢复、根尖周无透射影或透射影缩小）使用了 Biodentine，88% 的进展病例（牙周膜间隙增宽、根尖周出现透射影或者透射影增大）使用了 Fuji IX；术后 2 年 Fuji IX 和 Biodentine 的临床成功率分别为 77.8% 和 66.7%，二者差异无统计学意义。

（3）硅酸钙材料

MTA 由硅酸钙及氧化钙、氧化铝、氧化铁等氧化物组成，其粉末与水混合发生水化反应生成水合硅酸钙和氢氧化钙而发挥作用，具有良好的边缘封闭性、生物相容性及抗菌性，可募集并激活成牙本质细胞形成牙本质基质，上调细胞因子、生长因子和矿化相关蛋白的表达，促进盖髓处修复性硬组织的沉积。相较于氢氧化钙，MTA 引发的炎症反应更轻，更有利于牙髓组织的愈合，并且可较快地形成更厚更均匀的牙本质钙化桥。但 MTA 存在抗菌活性弱于氢氧化钙、导致牙冠变色、固化时间长、操作敏感性高及成本较高等缺点。Meta 分析表明，对龋源性露髓成熟恒牙行直接盖髓术，氢氧化钙盖髓后 0.5 年、1 年、2~3 年及 4~5 年成功率分别为 74%、65%、59% 和 56%，而 MTA 盖髓后分别为 91%、86%、84% 和 81%，MTA 组术后 1 年和 2~3 年的成功率显著高于氢氧化钙组。然而，年轻恒牙牙髓切断术后随访 0.5 年、1 年、1.5 年和 2 年时，使用 MTA 和使用氢氧化钙之间的成功率差异均无统计学意义。

Biodentine 是一类硅酸三钙基水门汀，因成分中的碳酸钙和含有改性聚羧酸盐的氯化钙溶液，其凝固时间较 MTA 明显缩短，仅需 10~12 min。Biodentine 生物相容性好，对牙髓组织的防御和修复作用机制类似于 MTA，用于机械性露髓成熟恒牙直接盖髓术，术后 6 周牙髓创面可见成牙本质细胞整齐排列，牙髓炎症消失，牙本质桥完全形成；用于牙髓健康或伴可复性炎症的龋源性露髓成熟恒牙直接盖髓治疗后 0.5 年、1 年和 2~3 年成功率分别为 96%、86%、86%，与 MTA 相比无显著差异。

iRoot BP Plus 是一种预装于注射器的新型生物活性陶瓷材料，使用方便，较 MTA 含有更少的有毒金属元素，故有更好的生物相容性。iRoot BP Plus 可增强牙髓细胞的增殖和迁移能力，上调矿化和成牙本质向分化相关基因的表达，促进牙本质基质矿化和钙化桥的形成，在模拟炎症的酸性环境中释放硅离子和钙离子的能力增强，且不易造成牙体变色，是目前临床上广泛应用的盖髓材料。对诊断为深龋或可复性牙髓炎的龋源性露髓成熟恒牙使用 iRoot BP Plus 直接盖髓，术后 1 年、2 年及大于 3 年的成功率分别为 98%、89% 和 81%。

（二）预后影响因素

1. 牙髓状态

正确判断牙髓状态及微生物感染范围是影响活髓保存治疗预后的关键因素。目前临床上主要根据患者的症状、体征和影像学检查，结合牙髓活力电测试和温度测试来评估牙髓的状态。但牙髓活力测试主要依赖于患者的主观感受，可为临床诊断和治疗计划提供指导但不能反映牙髓真实的组织病理状况。牙髓神经损伤后恢复和再生较缓慢，部分病例需要数月甚至 1 年，因此对于外伤牙的牙髓活力测试需注意排除假阴性结果。此外，年轻恒牙根尖孔未完全闭合、牙髓钙化、冠部大面积树脂充填体、牙周附着丧失或牙龈萎缩等情况均能影响牙髓活力测试结果的准确性。

近年来研究发现，活髓保存术前可通过特殊仪器监测牙髓血运情况进而判断牙髓组织的状态，如激光多普勒血流检测仪（laser Doppler flowmetry，LDF）、超声多普勒血流检测仪（ultrasound Doppler flowmetry，UDF）和血氧饱和度检测（pulse oximetry，PO）。多普勒血流检测和血氧饱和度检测不依赖于患者的主观感觉，可以客观、灵敏、无创、半定量地反映牙髓组织的真实状态。外伤致神经受损但牙髓血液循环正常的活髓牙在治疗早期可能对感觉测试呈阴性反应，通过血流检测方法密切监测此类患牙的牙髓血运状况有助于避免误诊。Lima 等学者发现，LDF、UDF 和 PO 对牙髓活力诊断的准确率显著高于电测、冷测或热测。然而，仪器探头放置的位置和角度、牙周组织的血流、局麻药的使用及患者的体位和年龄均可对牙髓血流检测的结果造成干扰，该类方法的应用标准有待进一步临床试验的验证。

有学者认为，相较于临床症状和体征，活髓保存术中牙髓的出血程度及止血能力更能准确反映牙髓的炎症状态，是预后影响因素中最可靠的临床指标。对于术中牙髓止血时间，第 12 版 *Cohen's Pathways of the Pulp* 建议控制在 5~10 min，也有学者指出应控制在 2 min，否则提示患牙存在不可复性牙髓炎，需继续去除炎症性牙髓组织直至在短时间内有效止血。若冠髓完全切除后仍出血较多，提示炎症已累及根髓，应采用牙髓摘除术。临床上用于活髓保存的止血方法包括使用棉球或毛刷蘸取一定浓度的次氯酸钠溶液、2% 氯己定或肾上腺素压迫止血，也有学者建议使用激光止血。目前推荐 1.5%～5.25% 次氯酸钠作为最安全有效且经济的止血剂，因其直接接触牙髓组织时，不会影响牙髓细胞的募集、分化或硬组织的沉积，还有助于清除牙髓 – 牙本质界面的血凝块、生物膜和牙本质碎屑等。然而，Mutluay 等对龋源性露髓乳牙露髓孔及根管口血液中的炎症因子水平进行检测发现，无论露髓部位能否在 5 min 内有效止血，患牙根管口牙髓组织中白细胞介素（interleukin，IL）、肿瘤坏死因子 α（tumour necrosis factor α，TNF-α）和前列腺素 E_2（prostaglandin E_2，PGE_2）等炎症因子水平的差异无统计学意义，提示露髓部位的止血效果并不能准确反映根管口牙髓组织的炎症状态。

牙髓牙本质复合体存在多种生物标志物及非编码 RNA，如基质金属蛋白酶（matrix metalloproteinase，MMP）、肿瘤坏死因子、白细胞介素、微小 RNA（microRNA，miRNA）和长链非编码 RNA（long noncoding RNA，lncRNA），这些标志物在牙髓不同炎症及修复状态下呈差异表达。临床试验结果表明，在不可复性牙髓炎患牙的牙髓血液中，活化 MMP-9 含量（193.3 ng/mL）显著高于健康牙髓组（52 ng/mL），冠髓切断术后 1 年治疗成功组的活化 MMP-9 含量（132.3 ng/mL）显著低于失败组（512.4 ng/mL），提示 MMP-9 可作为评估牙髓炎状态和活髓保存治疗预后的潜在生物标志物。lncRNA MEG 在人炎症牙髓组织中的表达水平显著升高，下调 lncRNA MEG 的表达可抑制促炎因子 TNF-α、IL-1β 和 IL-6 的分泌，并促进人牙髓细胞牙源性分化，提示 lncRNA MEG 可能是调控牙髓炎症状态的潜在治疗靶点。Li 等基于大鼠切牙实验性牙髓炎模型，采用抗体芯片评估炎症牙髓细胞因子表达谱改变，发现金属基质蛋白酶抑制因子-1（tissue inhibitor of metalloproteinase-1，TIMP-1）的表达水平与牙髓炎症程度呈正相关，其中与根管中下 3/4 段牙髓的炎症程度相关性最高（$r = 0.786$，$p < 0.001$）。以上研究预示牙髓组织相关生物标志物的种类和水平有望成为辅助诊断牙髓炎症状态和评估预后的椅旁检测指标，但生物标志物的采集和检测存在较高的技术敏感性，且迄今为止尚未明确用于评估活髓保存治疗预后的特异性生物标志物。

目前尚无有效检查手段以观测牙髓组织病理学变化，亦无法明确牙髓炎症状态和组织愈合潜能之间的关系。切实可行且快速有效的牙髓状态检测新手段及牙髓生物标志物椅旁检测新方法均有待基础实验和临床试验的进一步发掘，亦是牙髓病相关转化研究的重点方向之一。

2. 感染控制

活髓保存术操作过程中应始终遵循无菌原则，清除感染的牙体和牙髓组织的同时，谨防外源性微生物对牙髓组织的再感染。消毒剂冲洗露髓创面和使用口腔手术显微镜均有利于活髓保存治疗的预后。随机临床试验结果显示，2.5% 次氯酸钠术中冲洗可显著缓解活髓保存术后不适，提高活髓保存治疗的成功率。使用口腔手术显微镜有利于术中感染范围的准确判断和操作的精准定位。在未使用口腔手术显微镜和消毒剂冲洗的情况下，龋源性露髓患牙直接盖髓术后 5 年的牙髓存活率仅为 5%。使用橡皮障不仅能避免唾液、血液等污染术区，还可防止次氯酸钠等消毒止血剂对口腔组织的误伤。

Er：YAG、Er，Cr：YSGG 和 Nd：YAG 等激光通过与牙体组织中羟基磷灰石、水分子或电解质作用达到去除龋坏组织的目的，应用激光去龋有助于增强感染清除效果、产生生物刺激效应促进牙本质形成、减轻器械噪音或疼痛对患者造成的不适感。激光处理后的窝洞几乎无玷污层，表面清洁粗糙，有利于修复体的固位和边缘密合。临床上使用激光时应选择合适的功率，并采取相关措施保护健康牙体组织、患者及操作人员的眼睛和皮肤，如在操作过程中使用生理盐水持续冷却、佩戴激光安全护目镜等。

3. 冠部修复

长期临床疗效评估显示，治疗完成与冠部修复之间的时间间隔越短，活髓保存术的成功率越高。使用 MTA 完成活髓保存术后超过 2 天再行冠部永久修复的患牙预后较差。术后即刻永久修复有助于防止微渗漏和继发龋、保护盖髓材料及降低术后敏感，提高活髓保存的成功率。由于硅酸钙材料凝固时间较长，为减少等待材料凝固过程中患牙再感染的概率，建议活髓保存术后即刻使用树脂改性玻璃离子或自粘接流体树脂覆盖硅酸钙材料，然后行冠部充填修复。研究表明，在凝固反应方面，树脂改性玻璃离子与 MTA 或 Biodentine 互不影响，且放置材料后较长的等待时间并不增强修复材料对 MTA 或 Biodentine 的粘接。冠部永久修复的位置和质量对于牙髓活力的长期维持至关重要，应选用具有良好封闭性的材料行复合树脂充填修复（必要时行牙尖覆盖式修复）。冠部修复方式越保守，保持牙髓活力的可能性越大，因此在充分分析患牙的抗力和自洁情况后，应尽可能地保留剩余牙体组织。

此外，第 12 版 *Cohen's Pathways of the Pulp* 指出，有外伤史、修复治疗史或牙髓钙化的患牙行活髓保存的预后较仅有龋坏的患牙差。因此，在制定活髓保存治疗方案前应综合考量患牙病史及病损程度，正确掌握各项技术和各类材料的特点，在治疗过程中遵循活髓保存治疗临床诊疗规范，提高活髓保存治疗的成功率。

（三）操作流程

临床上通过术前评估牙髓状态、术中有无露髓、牙髓出血情况，活髓保存治疗可采用间接盖髓术、直接盖髓术和牙髓切断术（图 2-1-1）。

1. 间接盖髓术

（1）术前评估牙髓状态，明确适应证。根据患者病史、临床症状、体征和影像学信息，必要时结合多普勒血流监测仪进行牙髓状态的评估。

（2）局部麻醉，橡皮障隔离患牙，碘伏消毒术区，3% 次氯酸钠清洁牙面。ESE 建议龋坏近髓或有可复性牙髓炎症状的深龋患牙使用选择性去龋法去除龋坏组织，包括一步去龋法（one-stage selective carious removal）和分步去龋法（stepwise excavation）。两种方法均可完全清除窝洞边缘的龋坏组织以形成良好的牙本质粘接，仅保留轴壁或髓壁近髓处脱矿软化的皮革样牙本质（leathery dentine）或韧化牙本质（firm dentine），将硅酸

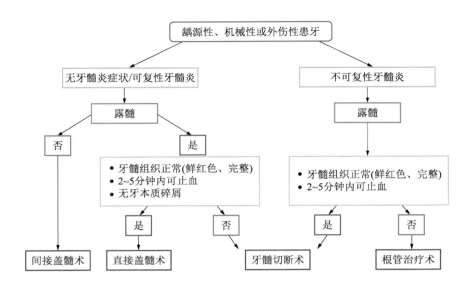

图 2 - 4 - 1　活髓保存治疗流程图

钙等生物活性材料或玻璃离子水门汀覆盖于近髓牙本质上，改变致龋环境并促进牙髓组织修复。一步去龋法直接用复合树脂封闭修复冠部；分步去龋法则通过玻璃离子等暂时性材料严密充填窝洞，最早可于 8～12 周后复诊，如无异常临床表现，则去除感染的软化牙本质，保留淡黄色或浅灰色硬化牙本质，行复合树脂充填修复。与一次性完全去龋法相比，选择性去龋法有利于减轻患者疼痛感，降低露髓风险，是保护深龋患牙活髓的有效方法。

硅酸钙材料或玻璃离子水门汀需覆盖所有剩余的龋坏牙本质并具有足够的厚度以抵抗细菌等微生物的感染，自粘接流体树脂封闭盖髓材料及周围牙本质表面，最后使用复合树脂严密充填。建议口腔手术显微镜下完成以上操作，必要时可采用激光以增强感染清除效果。

2. 直接盖髓术和牙髓切断术

（1）术前评估牙髓状态，明确适应证。

（2）清除感染。局部麻醉，橡皮障隔离患牙，碘伏消毒术区，3% 次氯酸钠清洁牙面。使用普通高速车针或微创车针去除龋坏组织和（或）感染的牙髓组织，无菌水或生理盐水持续冷却。建议口腔手术显微镜下进行精准定位和精细操作，还可利用激光提高清除效率及效果。若暴露的牙髓颜色暗红或苍白发黄，且没有出血或者表面有脱落的牙本质碎片，则高度提示这部分组织受到感染甚至坏死，须将其去除至牙髓组织明显出血。

（3）术中评估牙髓状态。于牙髓创面置含有 1.5%～5.25% 次氯酸钠棉球或毛刷，压迫止血并消毒。若 2～5 min 内止血，可行后续盖髓步骤；若牙髓创面持续出血，表明部分牙髓组织仍存在炎症，需扩大牙髓的去除范围，行部分牙髓切断术或冠髓切断术；若去除冠髓后出血仍未能有效控制，在评估患牙有修复价值的前提下行牙髓摘除术。

（4）放置盖髓材料。无菌棉球干燥术区，将 iRoot BP Plus 等生物活性盖髓材料紧密覆盖于露髓创面及周围至少 2 mm 范围的牙本质上，避免微渗漏并封闭露髓点附近牙本质小管中的残留微生物。盖髓材料厚度为 1.5~3 mm，周围留出 1.5~2 mm 的牙体组织粘接区域。

（5）冠部修复。建议术后即刻行冠部永久修复。等待盖髓材料凝固或使用自粘接流体树脂封闭盖髓材料，清理窝洞，涂布粘接剂后复合树脂分层严密充填，调整咬合并抛光。

（6）术后随访。完成治疗后 1、3、6 及 12 个月复查，其后每年复查一次，持续至第 4 年。

（四）疗效评价标准

对活髓保存治疗的初步疗效评估至少需要随访观察 12 个月。随访及评价内容包括以下方面。

1. 临床症状：患牙无自发痛、咬合痛等，牙龈黏膜无肿胀或窦道。患牙可在外伤后不久出现牙冠变色，其原因可能是牙髓处于炎症期或根尖孔处血管受损伤导致静脉血增加和代谢物累积或小血管破裂释放出的血液成分穿透牙本质小管。若未出现牙髓炎或根尖周炎等临床症状可追踪观察，一般情况下 4~8 周后局部组织的血运重建完成，牙髓腔和牙本质小管内代谢物清除，牙色可恢复正常。

2. 牙髓活力：牙髓活力测试反应正常，但行冠髓切断术、牙冠大面积复合树脂充填或全瓷修复，以及老年人的患牙可能无反应。若外伤等原因造成患牙牙髓神经损伤，则可能 1 年以后牙髓活力测试才出现反应。必要时可通过 LDF 或 UDF 追踪监测，若牙髓血流参数值趋于稳定，提示牙髓基本恢复正常状态。

3. 影像学检查：修复性钙化桥形成，无牙根内外吸收、根尖周组织低密度影或牙髓异常钙化；年轻恒牙牙根继续发育，主要表现为根管壁增厚和（或）牙根增长、根尖孔缩小闭合等。

若随访过程中患牙出现不可复性牙髓炎、牙髓坏死或根尖周炎等病变，应行根管治疗，情况严重时需行根尖外科手术甚至拔除患牙。

（韦曦 陆洋宇）

参考文献

1. DUNCAN H F, GALLER K M, et al. European Society of Endodontology position statement：Management of deep caries and the exposed pulp. Int Endod J, 2019, 52(7)：923-934.

2. AMERICAN ASSOCIATION OF ENDODONTISTS. AAE Position Statement on Vital Pulp Therapy. J Endod,

2021, 47(9): 1340 - 1344.

3. DUNCAN H F. Present status and future directions-Vital pulp treatment and pulp preservation strategies. Int Endod J, 2022, 55(Suppl 3): 497 - 511.

4. TAHA N A, ABOUT I, SEDGLEY C M, et al. Conservative management of mature permanent teeth with carious pulp exposure. J Endod, 2020, 46(9S): S33 - S41.

5. RICUCCI D, SIQUEIRA J F JR, Li Y, et al. Vital pulp therapy: histopathology and histobacteriology-based guidelines to treat teeth with deep caries and pulp exposure. J Dent, 2019, 86: 41 - 52.

6. LINSUWANONT P, WIMONSUTTHIKUL K, POTHIMOKE U, et al. Treatment outcomes of mineral trioxide aggregate pulpotomy in vital permanent teeth with carious pulp exposure: the retrospective study. J Endod, 2017, 43(2): 225 - 230.

7. LIN L M, RICUCCI D, SAOUD T M, et al. Vital pulp therapy of mature permanent teeth with irreversible pulpitis from the perspective of pulp biology. Australian Endod J, 2019, 46(1): 154 - 166.

8. CUSHLEY S, DUNCAN H F, LAPPIN M J, et al. Efficacy of direct pulp capping for management of cariously exposed pulps in permanent teeth: a systematic review and meta-analysis. Int Endod J, 2021, 54(4): 556 - 571.

9. MUTLUAY M, ARıKAN V, SARı S, et al. Does achievement of hemostasis after pulp exposure provide an accurate assessment of pulp inflammation? Pediatr Dent. 2018, 40(1): 37 - 42.

10. MAINKAR A, KIM S G. Diagnostic accuracy of 5 dental pulp tests: a systematic review and meta-analysis. J Endod, 2018, 44(5): 694 - 702.

11. LI M, TIAN J, XU Z, et al. Histology-based profile of inflammatory mediators in experimentally induced pulpitis in a rat model: screening for possible biomarkers. Int Endod J, 2021, 54(8): 1328 - 1341.

12. BALLAL N V, DUNCAN H F, WIEDEMEIER D B, et al. MMP-9 levels and NaOCl lavage in randomized trial on direct pulp capping. J Dent Res, 2022, 101(4): 414 - 419.

13. LIU M, CHEN L, WU J, et al. Long noncoding RNA MEG3 expressed in human dental pulp regulates LPS-Induced inflammation and odontogenic differentiation in pulpitis. Exp Cell Res, 2021, 400(2): 112495.

14. BALLAL N V, DUNCAN H F, RAI N, et al. Sodium hypochlorite reduces postoperative discomfort and painful early failure after carious exposure and direct pulp capping-initial findings of a randomized controlled trial. J Clin Med, 2020, 9(8): 2408.

15. MUNIR A, ZEHNDER M, RECHENBERG D K. Wound lavage in studies on vital pulp therapy of permanent teeth with carious exposures: a qualitative systematic review. J Clin Med, 2020, 9(4): 984.

16. BJORNDAL L, SIMON S, TOMSON P L, et al. Management of deep caries and the exposed pulp. Int Endod J, 2019, 52(7): 949 - 973.

17. KUNERT M, LUKOMSKA-SZYMANSKA M. Bio-inductive materials in direct and indirect pulp capping-a review article. Materials (Basel), 2020, 13(5): 1204.

18. HASHEM D, MANNOCCI F, PATEL S, et al. Clinical and radiographic assessment of the efficacy of calcium silicate indirect pulp capping: a randomized controlled clinical trial. J Dent Res, 2015, 94(4): 562 - 568.

19. TIAN J, ZHANG Y, LAI Z, et al. Ion Release, Microstructural, and Biological Properties of iRoot BP Plus and ProRoot MTA Exposed to an Acidic Environment. J Endod, 2017, 43(1): 163 - 168.

20. ZHANG S, YANG X, FAN M. BioAggregate and iRoot BP Plus optimize the proliferation and mineralization

ability of human dental pulp cells. Int Endod J, 2013, 46(10): 923 – 929.

21. MONTEDORI A, ABRAHA I, ORSO M, et al. Lasers for caries removal in deciduous and permanent teeth. Cochrane Database Syst Rev, 2016, 9: CD010229.

22. LIAO Q, YE W, YUE J, et al. Self-repaired process of a traumatized maxillary central incisor with pulp infarct after horizontal root fracture monitored by laser doppler flowmetry combined with tissue oxygen monitor. J Endod, 2017, 43(7): 1218 – 1222.

23. KANJEVAC T, MILOVANOVIC M, VOLAREVIC V, et al. Cytotoxic effects of glass ionomer cements on human dental pulp stem cells correlate with fluoride release. Med Chem, 2012, 8(1): 40 – 45.

24. BERMAN L H, HARGREAVES K M. Cohen's Pathways of the Pulp[M]. 12th ed. St. Louis: Mosby Elsevier, 2020.

25. 韦曦, 凌均棨. 直接盖髓术的现代理念与临床进展. 中华口腔医学杂志, 2019, 54(9): 1 – 7.

26. 杨蕊琦, 韦曦. 恒牙活髓保存治疗新进展. 牙体牙髓牙周病学杂志, 2017, 27(7): 410 – 417.

27. 陈嘉琪, 董艳梅. 龋源性露髓成熟恒牙活髓保存治疗的研究进展. 中华口腔医学杂志, 2022, 57(1): 95 – 100.

28. 周学东, 李艳红, 李继遥, 等. 牙髓损伤的活髓保存治疗. 华西口腔医学杂志, 2017, 35(4): 339 – 347.

29. 刘思毅, 宫玮玉, 刘木清, 等. 成熟恒牙因龋露髓行生物陶瓷材料直接盖髓术的临床疗效观察. 中华口腔医学杂志, 2020, 55(12): 945 – 951.

30. 黄定明, 陆倩, 廖茜, 等. 活髓保存治疗之惑及解决之道. 华西口腔医学杂志, 2017, 35(3): 227 – 231.

31. 吴补领, 罗奕菲, 徐稳安, 等. 恒牙牙髓炎的活髓保存治疗. 口腔疾病防治, 2021, 29(7): 433 – 441.

32. 董艳梅. 活髓保存治疗于生物活性盖髓剂的临床现状与研究. 中华口腔医学杂志, 2014, 49(5): 268 – 271.

二、下颌磨牙深龋露髓的直接盖髓术治疗

(一) 病例基本情况

患者27岁, 女性, 主诉右下后牙冷刺激敏感1周。患者自述1周前出现右下后牙冷刺激敏感, 伴食物嵌塞, 无明显自发痛。现就诊于我科要求治疗。否认重大疾病史和药物过敏史。口内检查见46远中邻𬌗面大面积龋坏, 腐质质软, 无明显探痛, 无叩痛, 不松动, 冷测无明显异常, 冷水进入龋洞中疼痛, 远中牙龈有增生 (图2 – 2 – 1A)。X线片显示46远中龋损近髓腔, 牙槽骨未见明显吸收, 根尖周未见明显低密度影 (图2 – 2 – 1B)。

(二) 病例诊断

46深龋: 口内检查发现46远中邻𬌗面大面积深龋洞, 无探痛, 冷测患牙正常牙面时, 其反应与对照牙相同; 只有冷刺激进入龋洞内才出现一过性敏感, 刺激去除后症状并不持续。而可复性牙髓炎患牙在冷测正常牙面时即可出现一过性敏感, 结合46X线片中龋损极近髓腔, 根尖周未见明显异常, 诊断为46深龋。

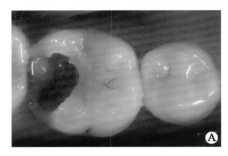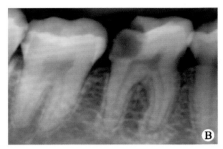

A. 46 远中𬌗面见大面积深龋洞；B. 46 X 线片示远中龋损近髓腔，根尖周未见明显低密度影。

图 2 - 2 - 1　初诊口内照和 X 线片

（三）治疗方案

介绍患牙 46 情况及治疗方案。治疗方案选择如下。

1. 间接盖髓术：若患牙去尽腐质未及髓，可考虑间接盖髓术后树脂充填。

2. 直接盖髓术或牙髓切断术：若患牙去尽腐质后穿髓，根据穿髓孔直径、牙髓出血状况和止血能力，可行直接盖髓或牙髓切断术，并告知患者该牙需多次复诊观察。

3. 根管治疗术：若患牙去腐后穿髓且牙髓出血不可控，则需行根管治疗术和冠修复。

分别介绍上述方案的治疗过程、相关预后及费用等，患者知情理解，要求视患牙去腐后状态酌情保守处理。

（四）治疗过程及复查

1. 初诊：46 局部麻醉，橡皮障隔离，碘伏术区消毒，3% 次氯酸钠清洁牙面。显微镜下去腐未尽及髓，去尽腐质后见多个穿髓孔，穿髓孔处有鲜红血液渗出（图 2 - 2 - 2A），5.25% 次氯酸钠棉球置于牙髓创面 2 分钟，止血（图 2 - 2 - 2B），无菌棉球干燥窝洞，采用 iRoot BP Plus 覆盖穿髓孔及周围牙本质 1.5 ~ 2 mm（图 2 - 2 - 2C），放置微湿小棉球，Fuji Ⅶ玻璃离子暂封，约复诊。

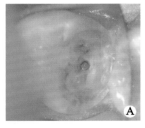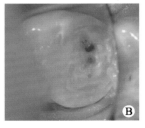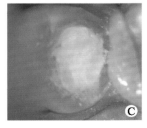

A. 46 去腐后多处露髓，有出血；B. 46 穿髓孔处次氯酸钠止血后；
C. 46 穿髓孔处及周围牙本质采用 iRoot BP Plus 直接盖髓。

图 2 - 2 - 2　46 行直接盖髓治疗口内照

2. 复诊：患者 1 周后复诊，主诉患牙冷刺激敏感较之前缓解，无明显自发痛。46 暂封存，无叩痛、不松动。冷测稍敏感，牙龈基本正常。46 橡皮障隔离，显微镜下去暂封，探查 iRoot BP Plus 已硬固，酸蚀粘接，流动树脂、声波大块树脂充填，调𬌗，抛光（图 2 - 2 - 3A，图 2 - 2 - 3B）。术后 X 线片显示充填良好（图 2 - 2 - 3C）。常嘱，不适随诊。

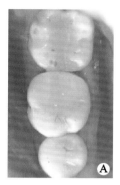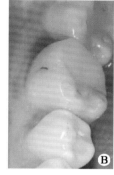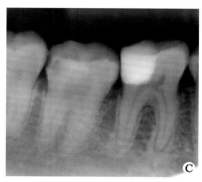

A. 术后口内照；B. 术后口内照；C. 术后 X 线片。

图 2 - 2 - 3　46 行树脂充填治疗

3. 复查：患者分别于术后 9 个月和术后 24 个月复诊。主诉无不适，检查 46 充填物完好，无叩痛，不松动，冷测同对照牙，电测有活力，读数 12，对照牙为 8。术后 9 个月及术后 24 个月复查 X 线片示 46 根尖周未见明显异常，无牙根内吸收或外吸收，无异常钙化等（图 2 - 2 - 4）。

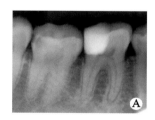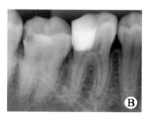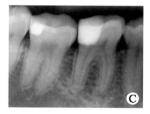

A. 术后即刻；B. 术后 9 个月复查；C. 术后 24 个月复查。

图 2 - 2 - 4　46 行直接盖髓术后复查 X 线片

（五）小结

本病例为深龋露髓患者，患牙牙根发育完成，向患者介绍患牙情况、治疗方案和预后等，患者要求尝试活髓保存治疗。术后 24 个月复查，患者无诉不适，电活力测试反应正常，X 线片检查未见异常，取得了较好的临床疗效，后续仍需进一步随访。

开展牙髓微创治疗，保存牙髓活力，维持牙髓功能，提高患牙远期存留率，是当代牙髓治疗学的发展趋势和研究前沿。近年来，随着牙髓生物学的研究进展，现代诊疗技术的优化和新型盖髓材料的研发，活髓保存治疗越来越多地应用于以往被认为需要摘除牙髓的患牙上。活髓保存治疗方法中，直接盖髓术是将盖髓材料直接覆盖于暴露的牙髓组织表面后再行冠部修复，可最大程度保持暴露牙髓的完整性，达到以微创治疗手段改善患牙远期疗效的目的。2019 年 ESE 发表指南指出，直接盖髓术适用于外伤或医源性露髓且牙髓健康、因龋露髓（伴或不伴可复性牙髓炎）的成熟恒牙。2020 年国际牙科研究协会牙髓生物学和再生小组在关于深龋和龋源性露髓的管理声明中表示，活髓保存治疗可应用于成熟恒牙。研究发现，影响龋源性露髓成熟恒牙活髓保存治疗临床疗效的因素包括：牙髓状态、活髓保存治疗的方法、盖髓材料选择和冠部修复方法和时机等。通常认为患者年龄越小牙髓的修复能力越强，而近年研究表明年龄对疗效无显著影响。目前尚无研究表明性别、露髓孔大小和止血方法对活髓保存疗效有显著影响。

近年的临床研究中，成熟恒牙因龋露髓行直接盖髓术主要应用于临床检查评估牙髓状态为正常或可复性牙髓炎，也有一些研究尝试应用于不可复性牙髓炎。直接盖髓术中采用的盖髓材料有氢氧化钙、MTA、Biodentine 和 iRoot BP Plus 等，其中氢氧化钙盖髓成功率多在 80% 以下，而使用 MTA 等生物活性盖髓材料可使治疗成功率提高至 85% ~ 93%。此外，严密的冠部封闭也是直接盖髓术成功的重要条件。有回顾性研究发现，患牙洞型与直接盖髓术预后有显著相关性，邻面龋的预后更差，这可能与冠部封闭性有关。关于冠部修复方法和时机，直接盖髓术后即刻行复合树脂粘接修复可保证冠方封闭并缩短疗程，是目前一致推荐的临床方法。

临床上行直接盖髓治疗时应注意以下几个方面：①牙髓状态的评估：术前、术中及术后均需通过多种方法全面评估牙髓的炎症状态，这是选择治疗策略、衡量牙髓去留程度和评估治疗效果的前提；②感染的清除及预防：术中需要使用橡皮障隔离，碘伏进行术区消毒，注意无菌操作，去净腐质，一旦牙髓组织暴露，即刻使用 1.5% ~ 5.25% 次氯酸钠冲洗和止血，如牙髓出血能在 5 min 内止血，则使用盖髓材料覆盖露髓孔，这是直接盖髓治疗的关键，此过程中使用口腔手术显微镜除了有助于感染的有效清除，亦有助于健康牙体组织的保留；③选择合适的盖髓材料及严密的冠部封闭：目前常用的盖髓材料为生物陶瓷材料 MTA 和 iRoot BP Plus 等，通常放置厚度为 2 mm 左右。盖髓后可一次性使用复合树脂直接粘接修复，也可使用玻璃离子水门汀暂时封闭窝洞，1 周左右复查再行冠部永久修复。使用生物相容性高的盖髓材料及严密的冠部封闭可促进受损牙髓的修复及愈合，避免感染的再发生；④术后定期随访：术后随访有助于评估疗效及决定下一步治疗方案，建议随访时间为术后 1、3、6、12、24、36 及 48 个月。

本病例术前橡皮障隔离，术中进行严格的无菌操作和完善的消毒止血封闭，以及术后采用声波大块树脂进行充填。相较于传统树脂，声波大块树脂系统降低聚合收缩应力，光固化深度可达 4 mm，具有高强度、美观、防微渗漏及操作简便等优势，目前在临床上得到越来越广泛的使用。由于深龋造成的牙体组织破坏范围较大，患牙所处位置需要承担较大的咬合力，因此充填时需适当调𬌗并调磨脆弱的牙尖和嵴。后续复查还需密切关注患牙是否发生继发龋、充填物折断或脱落等，避免冠部封闭不严密导致根管系统的再感染等。

总之，临床上在进行直接盖髓术时应首先注意适应证的选择、正确的评估牙髓状态，在控制与消除感染的基础上，选择合适的盖髓材料并进行良好的冠部修复，提高龋源性成熟恒牙直接盖髓治疗的成功率。虽然目前有研究将直接盖髓治疗用于不可复性牙髓炎及较大范围牙髓暴露的成熟活髓恒牙，但其远期疗效仍需要多中心大样本的前瞻性随机对照临床试验的验证，才能更好地指导临床实践。

（龚启梅）

参考文献

1. 韦曦，凌均棨. 直接盖髓术的现代理念与临床进展. 中华口腔医学杂志，2019，54(9)：577-583.

2. 陈嘉琪，董艳梅. 龋源性露髓成熟恒牙活髓保存治疗的研究进展. 中华口腔医学杂志，2022，57(1)：95-100.

3. DUNCAN H F, GALLER K M, TOMSON P L, et al. European Society of Endodontology position statement：Management of deep caries and the exposed pulp. Int Endod J, 2019, 52(7)：923-934.

4. SUHAG K, DUHAN J, TEWARI S, et al. Success of Direct Pulp Capping Using Mineral Trioxide Aggregate and Calcium Hydroxide in Mature Permanent Molars with Pulps Exposed during Carious Tissue Removal：1-year Follow-up. J Endod, 2019, 45(7)：840-847.

5. RICUCCI D, SIQUEIRA J F JR, LI Y, et al. Vital pulp therapy：histopathology and histobacteriology-based guidelines to treat teeth with deep caries and pulp exposure. J Dent, 2019, 86：41-52.

6. TAHA N A, ABOUT I, SEDGLEY C M, et al. Conservative Management of Mature Permanent Teeth with Carious Pulp Exposure. J Endod, 2020, 46(9S)：S33-S41.

7. DUNCAN H F. Present status and future directions-Vital pulp treatment and pulp preservation strategies. Int Endod J, 2022, 55(Suppl 3)：497-511.

三、下颌磨牙龋源性牙髓炎的牙髓切断术治疗

（一）病例基本情况

患者 15 岁，男性，主诉左下后牙疼痛三日。左下后牙近一月食物嵌塞痛、冷热刺激痛，可自行缓解。近三日出现自发痛、夜间痛。昨日就诊外院，建议行根尖诱导成形术，今日就诊我科，要求进一步检查，尽量保存活髓。否认重大疾病史和过敏史。检查见 37 𬌗面大面积龋坏，腐质质软，探诊酸痛，叩诊不适，不松动，冷测激发痛，持续约 20 余秒，牙龈未见异常。36 𬌗面大面积龋坏，腐质质软，探诊酸痛，无叩痛，不松动，冷测未见明显异常，冷水进入龋洞中敏感。牙龈未见异常。根尖 X 线片示 36、37 冠部低密度影近髓，37 远中根管粗大，根尖孔未闭合（图 2-3-1）。

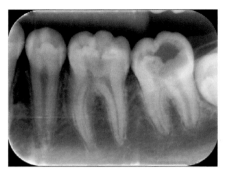

图 2 - 3 - 1   病例初诊 X 线片

（二）病例诊断

1. 37 慢性牙髓炎急性发作：本病例 37 呈自发痛、夜间痛、温度刺激痛等典型的急性牙髓炎疼痛症状。结合患牙龋坏、既往食物嵌塞痛、温度刺激痛等病史及体征，诊断为"37 慢性牙髓炎急性发作"。常见的鉴别诊断疾病种类包括深龋和可复性牙髓炎。深龋患牙对温度测验的反应与对照牙相同，只是当温度刺激进入龋洞内才出现敏感症状，刺激去除后立即消失。可复性牙髓炎无自发痛史，对温度刺激可有一过性敏感。

2. 36 深龋：本病例患者主诉自发痛、温度刺激痛等牙髓炎症状，36、37 均有可能是牙髓炎的病原牙。温度测试结果显示 36 冷测未见明显异常，冷水进入龋洞中敏感，患牙无叩痛，结合以上及 37 检查结果，36 诊断为深龋。

（三）治疗方案

1. 37 根尖诱导成形术：本病例 X 线片显示 37 远中根管粗大，根尖孔未闭合。常规根管治疗难以达到严密的根尖封闭。根尖诱导成形术可在消除感染的基础上，用氢氧化钙类药物诱导根尖部的牙髓形成硬组织，使牙根继续发育和根尖孔缩小或封闭。该法的优点在于能够有效控制炎症，促进牙根继续发育；缺点则是就诊次数多、治疗时间长，且需要摘除牙髓，失去了牙髓的营养、形成、防御等功能，导致死髓牙远期折裂风险增高。

2. 37 根尖屏障术：对于根尖孔未闭合的患牙，可采用根尖屏障术，即在控制感染的基础上，将钙硅基水门汀如 MTA、iRoot BP Plus 等置入根尖部位 4～5 mm，形成即刻人工屏障，待其硬固后形成根尖止点，达到根尖封闭的效果。与根尖诱导成形术相比，根尖屏障术的优点在于疗程短，减少患者复诊次数，缺点则在于无法促使牙根继续发育和根尖孔缩小或闭合。同时，类似于根尖诱导成形术，根尖屏障术亦需摘除牙髓，患牙丧失了牙髓功能。

3. 37 牙髓切断术：牙髓切断术是通过去除炎症牙髓、保留健康牙髓，在健康牙髓表面覆盖盖髓材料，从而促进牙髓修复、保存牙髓活力的治疗方法。年轻恒牙牙髓组织血运丰富，自身防御能力和修复能力强，活髓保存治疗有望获得良好的治疗效果。与根尖诱导成形术和根尖屏障术相比，牙髓切断术的优点是疗程短、费用低、更为重要的是能够保留生活牙髓和牙髓功能，有助于患牙牙根继续发育，有利于提高患牙远期存留率。缺点则是受制于现有牙髓活力检测手段的局限性和现有盖髓材料未能完全逆转牙髓炎症状态，可能会出现活髓保存治疗失败。如在后续随访中发现治疗失败，需改行根尖诱导成形术或根尖屏障术。

4. 36 间接盖髓术：间接盖髓术通过将氢氧化钙等盖髓剂覆盖在接近牙髓的牙本质表面，促进软化牙本质再矿化和修复牙本质形成，保存健康牙髓，保存牙髓活力。本病例 36 诊断为深龋，根尖 X 线片显示龋坏近髓，有可能在去除腐质过程中牙髓暴露，软化牙本质不能一次去净，为尽量保存牙髓，拟行间接盖髓术。由于 36 龋坏近髓，后期可能出现牙髓状态变化（可复性牙髓炎或不可复性牙髓炎），需在治疗前与患者充分沟通，治疗中和治疗后密切观察及随访，监测患牙牙髓状态。

综上，考虑 37 为年轻恒牙，与患者及家长沟通后，37 根据牙髓出血状况和止血能力，首选牙髓切断术，若炎症累及根髓，则行根尖诱导成形术。36 行间接盖髓术。

（四）治疗过程及复查

1. 初诊：盐酸甲哌卡因（不含肾上腺素）局部麻醉，37 橡皮障隔离，次氯酸钠牙冠消毒，口腔手术显微镜下去腐未尽及髓，见渗血（图 2 - 3 - 2A），去尽腐质，开髓，揭全髓顶，去除冠部牙髓（图 2 - 3 - 2B），5.25% 次氯酸钠棉球置于牙髓创面 5 min 消毒压迫止血，无菌水冲洗，无菌棉球干燥，iRoot BP Plus 覆盖牙髓断面及周围牙本质至

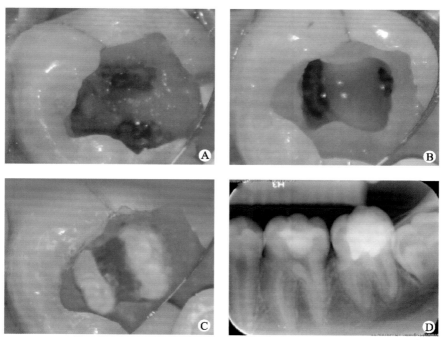

A. 去腐未尽及髓；B. 去除全部冠髓；C. 放置盖髓剂；D. 术后即刻 X 线片。

图 2 - 3 - 2　37 行牙髓切断术治疗图片

少 1.5~2 mm（图 2-3-2C），置微湿小棉球，玻璃离子水门汀暂封。36 局部麻醉，橡皮障隔离，口腔手术显微镜下去腐，备洞，近髓，氢氧化钙间接盖髓，玻璃离子水门汀暂封，拍摄术后即刻 X 线片（图 2-3-2D）。

2. 复诊：37 一周后复诊，无不适，无叩痛，不松动；37 橡皮障隔离，去除原暂封物，流动树脂、纳米树脂粘接修复。36 一个月后复诊，无叩痛，不松动，牙髓活力测试未见异常；36 橡皮障隔离，去除原暂封物，流动树脂、纳米树脂粘接修复。

3. 复查：患者分别于术后 1、3、6、12、18 个月及 33 个月复查。患者无诉不适。检查 37 充填物完好，无叩痛，不松动，牙髓电活力测试有反应，读数同对照牙，冷测无反应。36 充填物完好，无叩痛，不松动，冷测同正常对照牙。术后 6、12、18 个月及 33 个月复查 X 线片示 37 根尖孔闭合，根尖未见异常，未见牙根吸收、根管钙化等（图 2-3-3A~E）。

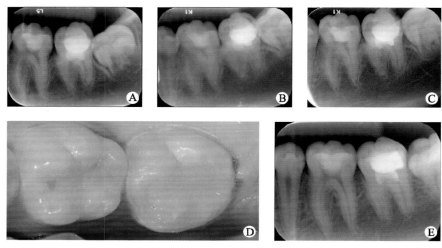

A. 术后 6 个月复查 X 线片；B. 术后 12 个月复查 X 线片；C. 术后 18 个月复查 X 线片；
D. 术后 33 个月复查口内像；E. 术后 33 个月复查 X 线片。

图 2-3-3　37 牙髓切断术后复查图片

（五）小结

本病例主诉牙诊断为"37 慢性牙髓炎急性发作"，病因是龋病进展、细菌侵入牙髓导致。在治疗过程中，去除冠髓后剩余牙髓经次氯酸钠作用后可在 5 分钟内止血，因此判断炎症局限于冠髓，未达根髓，故行牙髓切断术，保留根髓活力。患牙根尖尚未发育完成，根尖孔粗大、血运丰富，是获得良好的治疗效果原因之一；原因之二则在于严格的无菌操作。患牙经过治疗，症状消失，术后 33 个月复查显示根尖封闭、根尖周组织未见异常、未见牙根吸收、根管钙化等表现，符合临床"成功"判断标准。

既往研究认为，龋源性露髓者龋坏组织下方牙髓的炎症程度难以判断，为保证治疗效果，均应行根管治疗术。近年来，组织病理学、牙髓生物学的发展表明：在牙髓暴露早期，炎症局限于牙髓暴露处，未波及全部牙髓；不可复性牙髓炎形成的分泌液可通过露髓或龋坏处流出，仅在和损伤直接接触处形成牙髓冠部的局限性坏死，根部的牙髓仍可保持健康状态；牙髓炎的临床诊断与组织病理存在不一致性，即当临床表现为不可复性牙髓炎时，组织学上炎症损伤并不一定已达到无法修复的程度，在去除感染因子和炎症组织后，剩余牙髓可能实现自我修复，以上为活髓保存治疗的临床应用提供了生物学基础。20 世纪 90 年代以 MTA 为代表的新型生物活性类盖髓材料的问世则成为活髓保存治疗成功率提高的关键因素之一。截至目前，国内外陆续有采用 MTA、Biodentine、iRoot BP Plus 等对年轻恒牙及根尖孔发育完成的露髓患牙（年龄跨度从 6 岁到 78 岁）进行活髓保存治疗获得成功的报道。其中，Çalışkan 等应用 MTA 对无症状龋源性露髓恒牙行直接盖髓术，1 年、2 年、3 年成功率分别为 93%、89%、71%；Aguilar 等针对龋源性露髓恒牙采用 MTA 行直接盖髓术 3 年成功率达 72.9%，部分牙髓切断术与冠髓切断术 3 年成功率可达 99% 以上；Taha 等针对不可复性牙髓炎进行活髓保存治疗，1 年后临床成功率达 100%，X 线检查成功率达 94%；Asgary 等的研究表明，对不可复性牙髓炎行活髓保存治疗，5 年成功率超过 75%。董艳梅教授课题组对临床表现为深龋或可复性牙髓炎的龋源性露髓成熟恒牙以生物陶瓷盖髓剂 iRoot BP Plus 进行直接盖髓术，术后 1、2 年及 ≥3 年的成功率分别为 98%、89% 和 81%。

有鉴于此，学者们提出在符合病例选择标准和患者充分知情的前提下，活髓保存应作为合适的治疗策略施行，尤其是对于期望避免或延缓根管治疗、长期保存天然牙者，可通过控制局部感染、结合盖髓材料的生物活性作用，实现预防和控制牙髓炎发生发展的目的。2017 年，我国学者发表专家共识，提出活髓保存治疗可作为龋源性露髓患牙的一种治疗方法。2019 年，欧洲牙髓病协会发表声明，基于现有研究结果对深龋及龋源性露髓患牙的活髓保存治疗提出指导意见，指出若患牙有局限于冠部牙髓的不可逆性炎症，在无菌操作的前提下可行冠髓切断术。2021 年，美国牙髓病协会指出，活髓保存治疗的适应证不仅限于龋源性露髓，对于临床诊断为不可复性牙髓炎者，亦可酌情行活髓保存治疗。

活髓保存治疗的成功和预后评估与能否准确判断牙髓活力密切相关。然而，受制于临床牙髓活力检查手段的有效性，目前尚未能实现通过主客观指标准确地反应牙髓的组织学特征；对于冠髓全部去除者，其根髓的活力如何评估亦无可靠方法。因此本病例冠髓全部去除，术后复查牙髓活力电测阳性并不能说明其真实状态，尚需结合患者的症状、体征及影像学检查等手段，进行长期、密切的临床观察。同时，由于现阶段尚不能准确判断牙髓状态且缺乏有效逆转牙髓炎症的盖髓材料，因此，活髓保存治疗的适应证应谨慎选择。该技术的推广应用，有赖于新型牙髓状态检测手段的建立，亦需高质量、前瞻性、大样本的临床研究为临床决策提供循证依据。

（刘红艳）

参考文献

1. LANGELAND K. Tissue response to dental caries. Dental Traumatology, 1987, 3(4): 149 – 171.

2. RICUCCI D, LOGHIN S, SIQUEIRA J F. Correlation between Clinical and Histologic Pulp Diagnoses. Journal of Endodontics, 2014, 40(12): 1932 – 1939.

3. ÇALıŞKAN M K, GÜNERI P. Prognostic factors in direct pulp capping with mineral trioxide aggregate or calcium hydroxide: 2 – to 6-year follow-up. Clinical Oral Investigations, 2017, 21(1): 357 – 367.

4. AGUILAR P, LINSUWANONT P. Vital pulp therapy in vital permanent teeth with cariously exposed pulp: A systematic review. Journal of Endodontics, 2011, 37(5): 581 – 587.

5. TAHA N A, ABDELKHADER S Z. Outcome of full pulpotomy using Biodentine in adult patients with symptoms indicative of irreversible pulpitis[J]. International Endodontic Journal, 2018, 51(8): 819 – 828.

6. ASGARY S, EGHBAL M J, FAZLYAB M, et al. Five-year results of vital pulp therapy in permanent molars with irreversible pulpitis: a non-inferiority multicenter randomized clinical trial. Clin Oral Investig, 2015, 19 (2): 335 – 341.

7. 刘思毅, 宫玮玉, 刘木清, 等. 成熟恒牙因龋露髓行生物陶瓷材料直接盖髓术的临床疗效观察. 中华口腔医学杂志, 2020, 55(12): 945 – 951.

8. 周学东, 黄定明, 刘建国, 等. 牙髓损伤的活髓保存治疗. 华西口腔医学杂志, 2017, 35(4): 339 – 347.

9. DUNCAN H F, GALLER K M, TOMSON P L, et al. European Society of Endodontology position statement: Management of deep caries and the exposed pulp. International Endodontic Journal, 2019, 52 (7), 923 – 934.

10. AMERICAN ASSOCIATION OF ENDODONTISTS. AAE Position Statement on Vital Pulp Therapy. J Endod, 2021, 47(9): 1340 – 1344.

11. 凌均棨, 韦曦. 中山大学光华口腔医学院·附属口腔医院牙体牙髓病病例精解. 北京: 科学技术文献出版社, 2020.

四、上颌中切牙外伤露髓的牙髓切断术治疗

(一) 病例基本情况

12 岁男性, 因"外伤致上前牙折断 1.5 天"就诊。患儿家长诉 1.5 天前因不慎摔倒致左上前牙折断, 无头晕恶心呕吐症状, 折断牙冠保留于牛奶中, 于外院就诊后建议行根管治疗术, 家长要求保留牙髓, 遂于我科就诊。口外检查显示: 患者面部对称, 无明显肿胀, 无淋巴结肿大, 颞下颌关节正常。口内检查显示: 患儿咬合基本正常, 21 牙冠切端 1/2 折断, 腭侧见一露髓孔, 直径约 1 mm, 叩痛(+), 不松动, 断冠与剩余牙体基本吻合, 牙龈未见明显红肿, 未探及深牙周袋, PD: 2~3 mm, 冷测稍敏感; 11、12、22 电测均无明显异常。X 线片示: 21 冠部缺损影像, 牙根未见折裂纹影像, 牙根基本发育完全, 根尖孔基本闭合, 未见明显低密度影, 根尖牙周膜稍增宽 (图 2 - 4 - 1)。

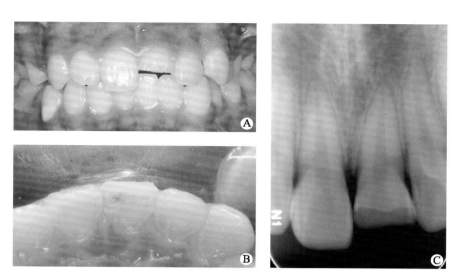

A. 21 牙冠切端 1/2 折断；B. 腭侧见一露髓孔，直径约 1 mm；C. X 线片示：21 冠部缺损影像，牙根未见折裂纹影像，牙根基本发育完全，根尖牙周膜稍增宽。

图 2－4－1 病例初诊口内照和根尖片

（二）病例诊断

21 复杂冠折（冠折露髓）：口内检查发现 21 牙冠切端 1/2 折断，未累及根面，腭侧见一露髓孔，X 线片未见明显根折影像。临床上接诊冠折应该注意检查是否累及牙髓，是否伴有根折。拍 X 线片后若怀疑有根折，应拍摄 CBCT 进一步辅助诊断。

（三）治疗方案

治疗方案选择如下。

1. 21 牙髓切断后断冠再接：去除冠方感染或炎症牙髓组织后，若判断根方牙髓状态较为健康，使用 iRoot BP Plus 等生物陶瓷活性材料覆盖牙髓断面，以保留剩余正常牙髓组织；最后结合流动树脂断冠再接。本方案优点在于能够保留部分活髓组织，符合微创治疗理念；缺点在于对牙髓组织状态的判断要求较高，复诊次数多，可能出现活髓保存失败，失败后需行根管治疗术。

2. 21 根管治疗后断冠再接：去除所有牙髓组织并消毒根管后，使用根管封闭剂及牙胶三维严密充填根管，最后结合流动树脂断冠再接。鉴于患牙牙根发育基本完全，根尖孔基本闭合，本方案优点在于疗效相对更加稳定，复诊相对次数较少；缺点在于无法保留牙髓组织，可能导致患牙远期抗折性下降。

考虑患儿年纪较小，患牙露髓孔较小，牙髓创口较为清洁，患牙对冷刺激反应不剧烈，且家长保髓意愿强烈，与患儿家长沟通后试行牙髓切断术及断冠再接术，若失败后再行根管治疗术。

(四) 治疗过程及复查

1. 交待患儿家长治疗方案，程序，费用，以及相关风险，并告知患牙治疗后需定期复诊，签署知情同意书。

2. 牙髓切断术过程：21 阿替卡因（含 1∶100 000 肾上腺素）局部麻醉，橡皮障隔离，碘伏消毒术区，口腔手术显微镜下高速球钻开髓揭顶，去除冠方约 3 ~ 4 mm 牙髓，仅少量血液渗出，5.25% 次氯酸钠消毒止血（2 min 内）后生理盐水冲洗；然后 DOM 下均匀放置 iRoot BP Plus 于牙髓断面，厚度约 3 mm；最后髓腔涂 Single Bond Universal（SBU）粘接剂，F00 流动树脂封闭髓腔（图 2 - 4 - 2）。

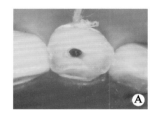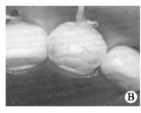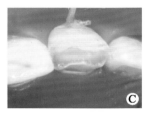

A. 去除冠部牙髓，次氯酸钠消毒止血后；B. 均匀放置 3 mm 厚 iRoot BP Plus 于牙髓断面；
C. F00 流动树脂封闭髓腔。

图 2 - 4 - 2 21 牙髓切断治疗图片

3. 断冠再接术过程：21 断冠简单粗化处理，唇侧制备釉质斜面，舌侧制备排溢沟，断冠粘接面采用 37% 磷酸凝胶行全酸蚀 30 s；然后生胶带隔离邻牙，患牙粘接面采用磷酸凝胶行全酸蚀 30 s；最后断冠和患牙粘接面涂 SBU，光照后结合 F00 流动树脂行断冠再接，调𬌗，矽离子打磨抛光碟抛光唇侧和腭侧牙面，3M 邻面抛光砂条抛光邻面；术后 X 线片显示充填物密实，断冠对位良好，粘接处密合（图 2 - 4 - 3）。嘱患儿近期勿用前牙进食，定期复诊。

4. 复查：患儿于术后 4 个月后复诊，主诉无不适，检查 21 牙冠无明显变色，无叩痛，不松动，冷测、电测反应较正常对照牙稍减弱；前牙区龈乳头稍增生。根尖片显示 21 根尖无低密度影，牙髓断面形成牙本质桥（图 2 - 4 - 4）。对患儿进行口腔卫生宣教，并嘱其行龈上洁治术，6 个月后复查。

(五) 小结

本病例为儿童患者，因外伤导致左上中切牙牙冠切端 1/2 折断及牙髓暴露。X 线片示患牙牙根基本发育完全，根尖孔基本闭合，可以考虑行根管治疗术。但患儿年纪较小，牙髓愈合能力强，术前及术中对牙髓组织状态的判断认为剩余牙髓组织较为健康，

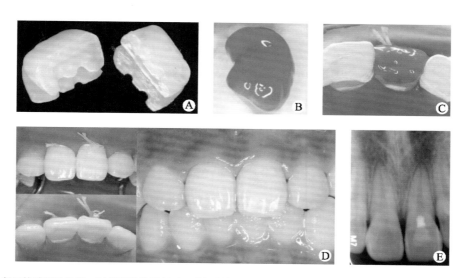

A. 断冠简单粗化处理，唇侧制备釉质斜面，舌侧制备排溢沟；B. 37% 磷酸凝胶酸蚀断冠粘接面 30 s；C. 生胶带隔离邻牙，37% 磷酸凝胶酸蚀患牙粘接面 30 s；D. FOO 流动树脂行断冠再接，调合，抛光；E. 术后 X 线片显示充填物密实，断冠对位良好。

图 2-4-3 21 断冠再接治疗图片

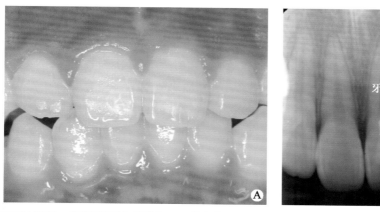

A. 21 牙冠无明显变色，前牙区龈乳头稍增生；B. 根尖片显示 21 牙髓断面形成牙本质桥，根尖未见明显低密度影。

图 2-4-4 21 牙髓切断术及断冠再接术后 4 个月复查图片

结合家长强烈的保髓意愿，最终选择更为微创的牙髓切断术。早期有研究认为，牙髓切断最好应于外伤后 24 h 内进行，且只适用于根尖孔未闭合的年轻恒牙。然而后续更多研究发现，外伤露髓后 9 天内行牙髓切断术仍可取得良好疗效。此外，牙髓切断同样适用于成熟恒牙；尽管对于复杂冠折，开放的根尖孔较闭合的预后可能相对更好。有文献报道，露髓孔大小对牙髓切断疗效的影响相对较小，4 mm 以内露髓孔均可获得良好预后。本病例中，患牙露髓时间为 1.5 天，露髓孔大小仅约 1 mm，且牙髓创口较为清洁，推测牙髓切断预后相对良好。

根据冠髓去除的范围，牙髓切断术可分为微型牙髓切断术（去除小于 1 mm 冠髓）、部分牙髓切断术（去除 2～3 mm 冠髓）及冠髓切断术（去除全部冠髓）。与冠髓全切断术相比，部分冠髓切断术更加微创，因保留了富含细胞的冠部牙髓组织，从而增强了牙颈部生理性牙本质的沉积；有研究报道，部分冠髓切断术可以较冠髓全切断术减少牙冠变色等并发症。而冠髓全切断术更容易判断牙髓状态，更加适用于冠方存在较多不健康牙髓的患牙，且有助于为修复提供髓腔固位。事实上，部分冠髓切断术和冠髓全切断术临床成功率均可超过 90%。本病例中，牙髓断面止血前仅少量血液渗出，怀疑冠方牙髓血运减少，所以选择冠部牙髓全部切断术。

目前常用的盖髓剂有氢氧化钙、MTA 及钙硅基生物陶瓷类材料。氢氧化钙可诱导修复性牙本质形成，中和炎症酸性产物，具有一定的抗菌能力。然而其有较为明显的缺点，如随时间吸收密封性变差，对牙本质无粘接作用等。与氢氧化钙相比，MTA 具有更为优良的生物相容性、生物活性和封闭性，能显著提高牙髓切断术的成功率。然而 MTA 临床操作性欠佳，固化时间长，且由于含有 X 线阻射剂氧化铋，容易导致牙齿变色，因此一定程度限制了 MTA 的临床使用。由于本病例中患牙为前牙，为防止牙冠变色，故未选择 MTA 作为盖髓剂。与 MTA 相较，钙硅基生物陶瓷 iRoot BP Plus 无须调拌，固化时间缩短，X 线阻射剂由氧化铋换为氧化锆或钽，颜色稳定性显著提升。此外，iRoot BP Plus 与 MTA 具有相似的生物相容性、生物活性和抗菌性，以及临床成功率。因此，从盖髓材料的生物相容性、封闭性、抗菌性、临床成功率和颜色稳定性等多角度综合考虑，本病例选择 iRoot BP Plus 作为盖髓剂。

随着粘接技术及材料的发展，断冠再接术已成为简单冠折和复杂冠折的有效治疗方案之一。其最大程度上地恢复患牙形态、美观及功能，不改变原有牙齿色泽、表面纹理和硬度，保持患者个性化咬合关系。此外，断冠再接术具有微创、操作简便、省时和经济等优点。断冠的粘接强度与其脱水状况密切相关，脱水时间过长会降低粘接强度，粘接前应再水化（置于水或生理盐水中 20 min）；本病例患儿家长将患牙断冠保留于牛奶中，因此无须再水化处理。研究显示断冠再接时结合使用流动树脂比单独使用粘接剂效果更佳，因此本病例选择了同时使用 FOO 流动树脂。此外，为进一步提高粘接强度，本病例对断冠进行简单粗化处理并酸蚀，同时唇侧制备釉质斜面，舌侧制备排溢沟以增强固位。

牙髓切断术常规术后复查为术后 3 个月、6 个月、1 年及 2 年。尽管 21 患牙术后 4 个月复查显示无明显牙冠变色，断冠不松动，冷测、电测提示牙髓仍有活力，根尖片观察到牙髓断面形成牙本质桥，仍应提醒患儿家长继续定期复查，建议复查至术后 5 年。牙髓切断术后患牙牙髓可能出现牙髓钙化、慢性炎症、坏死等潜在并发症，甚至急性疼痛发作，应注意密切观察，必要时可行根管治疗术。

（田俊）

参考文献

1. BIMSTEIN E, ROTSTEIN I. Cvek pulpotomy-revisited. Dent Traumatol, 2016, 32(6): 438 – 442.

2. HECOVA H, TZIGKOUNAKIS V, MERGLOVA V, et al. A retrospective study of 889 injured permanent teeth. Dent Traumatol, 2010, 26(6): 466 – 475.

3. 杨蕊琦, 韦曦. 恒牙活髓保存治疗新进展. 牙体牙髓牙周病学杂志, 2017, 27(7): 410 – 417.

4. ÇALIŞKAN M K, GÜNERI P. Prognostic factors in direct pulp capping with mineral trioxide aggregate or calcium hydroxide: 2 – to 6-year follow-up. Clin Oral Investig, 2017, 21(1): 357 – 367.

5. TIAN J, ZHANG Y, LAI Z, et al. Ion Release, Microstructural, and Biological Properties of iRoot BP Plus and ProRoot MTA Exposed to an Acidic Environment. J Endod, 2017, 43(1): 163 – 168.

6. GARCIA F C P, POUBEL D L N, ALMEIDA J C F, et al. Tooth fragment reattachment techniques—A systematic review. Dent Traumatol, 2018, 34(3): 135 – 143.

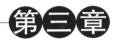

再生性牙髓治疗

一、概　　述

　　龋病、牙发育异常及牙外伤等常导致根尖孔未发育完全的年轻恒牙发生牙髓根尖周病。大多数患者发病年龄较低，临床症状表现不一。牙体牙髓病科也常接诊到成人牙髓根尖周病伴根尖孔敞开的病例。医生在临床接诊过程中需要仔细询问病史，观察患牙的咬合和解剖特点，并结合患者自身需求制定合理的治疗方案。对于上述根尖孔未发育完全的患牙，传统治疗方法为根尖诱导成形术或根尖屏障术，以消除根尖周炎症，保存患牙，然而这两种方法均无法促进牙根继续发育。再生性牙髓治疗（regenerative endodontic therapy，RET）是治疗年轻恒牙牙髓根尖周病的新方式，目的在于去除牙髓根尖周炎症，促进根尖孔闭合和牙根发育完成，引导仿生牙髓重建。现阶段国内外报道牙髓再生技术多用于青少年患者。

（一）发展概况

　　RET 是基于组织工程学原理的治疗手段，旨在利用种子细胞、生物支架和生长因子促进功能性牙髓再生。广义的 RET 包括三类，即无须外源性干细胞的牙髓血运重建术和细胞归巢技术，以及需要外源性干细胞的干细胞移植技术。虽然现阶段临床上可广泛开展的仅为牙髓血运重建术，本书仍沿用文献习惯将其称为 RET，是指在彻底消毒根管系统后，刺激根尖周组织出血进入根管腔，形成富含生长因子的血凝块作为生物支架，募集根尖周自体干细胞进入根管腔，从而实现牙髓组织再生，促进根尖周病变愈合、牙根发育完成和维持牙髓活力。

　　早在 1961 年，Ostby 已发现牙髓损伤修复时血凝块的重要性，组织学检查显示充盈血凝块的根管内有纤维结缔样组织和细胞牙骨质再生，由此提出了牙髓再生的概念。2001 年，Iwaya 等在临床上用牙髓血运重建术治疗慢性根尖周炎的年轻恒牙，成功促进牙根继续发育和牙髓恢复活力。2004 年，Banches 和 Trope 于 *Journal of Endodontics* 杂志发表对牙髓坏死的年轻恒牙进行牙髓血运重建术的病例报告，改进了治疗操作流程，产生重要影响，之后的 RET 操作均参照此文完成。2012 年，美国牙髓病学会发表了 *AAE Clinical Considerations for a Regenerative Procedure*，制定了 RET 的标准流程，该文曾于 2016、2018、2021 年多次更新修订。欧洲牙髓病学会于 2016 年发表了 *European Society of Endodontology position statement：Revitalization procedures*，黄定明等于 2019 年在《中华口腔医学杂志》发表了《牙髓再生治疗的临床操作管理及疗效评价》，邹晓英等于 2022 年在《中华口腔医学杂志》发表了《再生性牙髓治疗的生物学基础及临床探索》，对 RET 的病例选择、治疗前准备、临床治疗规程及疗效评价进行了详细阐述。

（二）病例选择

RET 适应证选择时除了需要考量牙髓状况和牙根发育情况外，还应考虑患者的年龄、全身情况、抗生素药物过敏情况、牙周状况及患者的依从性等。因此，在进行 RET 前应完善检查、仔细评估、充分沟通，掌握治疗的适应证，以期获得最佳的疗效。

1. 适应证

（1）牙髓坏死（伴或不伴根尖周病损）且根尖未发育完成的年轻恒牙。

（2）无须桩核冠修复的患牙。

（3）患者或家属依从性良好。

（4）不对治疗过程中使用的药物（麻醉药、抗生素等）过敏。

2. 非适应证

（1）严重系统性疾病（如控制不佳的糖尿病）或长期服用激素类药物致自身免疫功能受损的患者。依据美国麻醉医师学会（American Society of Anesthesiologists，ASA）全身健康状态分级标准，评估为 Ⅲ～Ⅵ级、对麻醉和手术耐受不佳的患者，不宜接受牙髓血运重建治疗。

（2）心理健康存在问题，因牙科恐惧症或过度焦虑无法配合治疗的患者；无法承受治疗失败风险或无法接受牙冠变色等潜在并发症的患者；多次就诊不便、就诊时间有限的患者等，应谨慎选择 RET。

（3）冠部缺损严重，无法严密隔湿的患牙。

（4）需桩核冠修复的患牙。

（5）牙周条件差，如牙周牙髓联合病变或冠根比例失调的患牙。

（三）操作流程

1. 术前准备：收集病史，做出诊断，根据患者全身状况和患牙特点提出合适治疗方案，告知预后，签署知情同意书后准备治疗。

2. 建立髓腔入路：清洁术区，使用橡皮障隔离患牙，高速手机开髓，去净牙体冠部感染病变组织，必要时可使用局部麻醉。

3. 根管预备：RET 技术核心之一在于严格控制感染，其效应与患牙的初始感染程度、根尖孔大小及根管消毒作用等有关，因此医师的可控因素集中在根管消毒方面。根管预备包含机械预备及化学预备。为了保护根尖周潜在干细胞，减少机械预备对薄弱根管壁的损伤，RET 操作更注重化学预备。通常推荐使用大号不锈钢锉或扩沿根管壁呈叠瓦式轻轻提拉，去除根管内感染坏死的牙髓组织，避免过度扩锉根管壁，一般不使用镍钛机械预备。此外，RET 进行化学预备时，需要同时考虑到冲洗液的杀菌作用，减小对干细胞的毒性作用及冲洗液对根管壁释放生长因子的影响。基于上述三方面平衡的考量，目前推荐 1.5% 次氯酸钠联合 17% EDTA 冲洗。首先使用侧方开口针头行 1.5% 次氯酸钠反复轻柔冲洗，注意尽量勿将冲洗液超出根尖孔，每根管至少冲洗 20 mL，冲洗时间为 5 min，观察无明显血性渗出后使用生理盐水冲洗，以尽量减少次氯酸钠残留及其对活组织的细胞毒性作用。纸尖吸干后再用 20 mL 的 17% EDTA 冲洗 5 min。

4. 根管封药消毒：纸尖干燥后进行封药。根管封药可使用氢氧化钙或低浓度的三联抗生素糊剂（如环丙沙星、甲硝唑和米诺环素以 1 : 1 : 1）。需要注意的是，米诺环素可导致牙齿染色，临床上可选择不含米诺环素的二联抗生素糊剂或用其他抗生素（如克林霉素、阿莫西林、头孢克洛等）替代米诺环素的三联糊剂，封药不超过釉牙骨质界水平。目前对于氢氧化钙或抗生素糊剂哪种更有利于提高 RET 成功率尚无定论。封药后，用玻璃离子或不含丁香油的暂封材料如 Caviton 严密暂封冠部，暂封材料厚度至少 3 ~ 4 mm，避免微渗漏，嘱咐患者 1~4 周后复诊。

5. 复诊：了解患者有无疼痛不适等症状，检查患牙暂封物是否完整，黏膜有无窦道，有无叩痛、松动、深牙周袋。如患者仍有症状持续或加重，可考虑更换 1 ~ 2 次封药，持续至患牙症状消失，必要时考虑更换根管消毒药物。若症状好转，则继续以下治疗。

6. 血运重建：术区清洁，使用不含肾上腺素的局麻药进行局部麻醉，橡皮障隔离患牙，去除玻璃离子等暂封材料，生理盐水冲洗去除根管内封药，口腔手术显微镜下确认去净根管内封药，17% EDTA 每根管 20 mL 冲洗 5 min。纸尖干燥根管，大号不锈钢 K 锉超出根尖孔约 2 mm 刺激出血，引导血液充盈至釉牙骨质界水平，静置 15 min 待血凝块稳固成形。如引血不足，可制备自体富血小板血浆（platelet-rich plasma，PRP）、富血小板纤维蛋白（platelet-rich fibrin，PRF）或自体纤维蛋白基质（autologous fibrin matrix，AFM）等置入根管内，促进根管内形成血凝块。必要时，可在血凝块上方放置胶原蛋白膜支撑冠方充填材料，然后均匀覆盖至少 2 mm 厚度的生物陶瓷材料如 MTA、Biodentine、iRoot BP Plus 等。

7. 冠方封闭：可选择在放置生物陶瓷材料后当天或复诊时完成。若选择在当天完成，必须小心清理窝洞，既要防止生物陶瓷材料移位，又要避免侧壁上残留的材料影响后续粘接。涂布树脂粘接剂后，流动树脂或光固化玻璃离子覆盖生物陶瓷材料，光固化复合树脂充填，调整咬合和抛光。若选择在复诊完成，可暂时用玻璃离子等严密封闭窝洞，复诊时检查生物陶瓷材料硬固，再清理侧壁窝洞，涂布粘接剂后光固化复合树脂充填，调整咬合和抛光。

8. 复查：完成 RET 后 3 个月、6 个月、12 个月复查，之后每年复查一次，持续至第 5 年。临床检查指标包括：①患者主观症状（患牙有无疼痛、肿胀，咀嚼功能是否良好）；②临床检查如冠部充填物是否完整，有无牙体缺损或龋坏、有无叩痛或松动、软组织是否肿胀，有无窦道或深牙周袋等；③牙髓电活力及温度测试检查牙髓活力，如有条件可使用激光多普勒血流仪检查牙髓内血流情况。影像学检查常规使用根尖片观察根尖周病变是否痊愈、根尖孔是否缩小闭合、根管壁是否增厚、根管长度是否增加、根管内是否存在钙化。AAE 2018 年修订指南建议将 CBCT 作为 RET 术前术后的检查项目之一。

9. 操作示意图：见图 3 - 1 - 1。

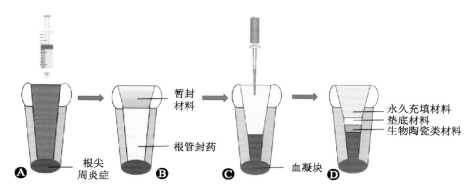

A. 局部麻醉，常规开髓，去除感染牙髓，以化学预备为主，尽可能轻柔缓慢冲洗，减少机械预备；B. 干燥根管后封入氢氧化钙或三联抗生素糊剂 1～4 周，直到成功控制感染，必要时可换药 1～2 次；C. 使用不含肾上腺素的局部麻醉药，在局麻下去除暂封和根管内封药，17% EDTA 冲洗根管，用 K 锉等刺激根尖出血促进根管内血凝块形成；D. 在血凝块表面均匀放置 2～3 mm 厚的生物陶瓷材料，垫底后冠方树脂充填封闭。

图 3 - 1 - 1　年轻恒牙牙髓根尖周病的 RET 流程示意图

（四）疗效评价

RET 的成功与否需评估其有无达到治疗目标，评价方式主要有两种。第一种是基于愈合级别分类：①初级目标为患牙症状消失、根尖周病变愈合、影像学检查根尖周低密度影缩小或消失；②中级目标为根管壁增厚和（或）牙根增长；③高级目标为牙髓活力测试阳性，提示牙髓再生。第二种是基于评判者分类：①患者目标为患牙症状消失、能行使功能和达到美观要求；②医师目标为患牙症状消失、能行使功能和达到美观要求，影像学检查根尖低密度影缩小或消失（根尖周病变愈合）、根管壁增厚和（或）牙根增长、根尖孔缩小或闭合，牙髓活力测试阳性（不必需）；③科学目标为牙髓牙本质复合体再生，包括牙髓组织形态和功能的重建。由于难以将治疗的患牙拔除后进行组织学染色鉴定，因而临床上往往只能通过患者主诉、叩诊、松动度检查、影像学检查等判断预后。

多数研究认为 RET 比根尖诱导成形术成功率略低，如 Lin 等发现 RET 的 1 年成功率为 89.3%、根尖诱导成形术成功率为 97%；Charepa 等发现 RET 的 2.1 年成功率为 84.3%；Casey 等发现 RET 的 32 个月成功率为 81%、根尖诱导成形术成功率为 92%。然而上述报道结果显示 RET 在 1~3 年成功率均高于 80%，RET 相比根尖诱导成形术更有利于增加牙根长度和厚度，能够预防牙根薄弱引起的牙根折裂或吸收，而且如果 RET 失败后仍可再尝试根尖诱导术或根尖屏障术，提示 RET 不失为治疗年轻恒牙根尖周病的良好手段。

目前报道的 RET 失败原因主要包括感染复发、牙根吸收及牙折断等。RET 失败病例的再处理方案选择主要依据以下三点：①患牙的保留价值；②能否建立根管通路；③根尖是否闭合。首先应评估患牙的保留价值。如患牙因缺损过多、牙折、牙根持续性吸收等原因无法保留患牙，可考虑拔除患牙。由于大多数 RET 患者年龄较小，拔牙是 RET 失败病例再处理的最后选项。也有学者提出，对于颌骨处于发育阶段的患儿，截冠是拔牙的一个替代方案，能保存更多的边缘牙槽嵴，为后续的美学修复提供良好的条件。对于能保留的患牙，需评估根管的通畅度。如根管内生物陶瓷材料无法去除或根管严重钙化，无法建立根管通路，可考虑手术治疗，包括显微根尖手术、意向再植、牙龈翻瓣术修复牙根吸收等。对于能建立根管通路的失败病例，若根尖孔已闭合则更换为常规根管治疗；若根尖孔仍为敞开状态，则更换策略为二次 RET、根尖诱导成形术或根尖屏障术。

（五）预后影响因素

目前报道可能影响 RET 预后的因素较多，包括牙髓坏死原因、患者年龄、根尖病损诊断、根尖直径、根管内封药类型、冲洗用次氯酸钠浓度等。例如使用 RET 治疗畸形中央尖导致的牙髓根尖周病比牙外伤导致的牙髓根尖周病预后更佳，这可能与外伤后患牙有较难发现和隐匿的微裂纹、细菌侵入根管内部继发感染有关。虽然各种指南没有明确说明 RET 适用的年龄，但多数学者认同患者年龄在 9~18 岁可以尝试 RET，而且年龄越小效果越好，推测与年轻患者根尖干细胞活力较强有关。有临床研究指出，根尖直径为 0.5 mm 即为 RET 的适应证，根尖直径 ≥1 mm 时增加牙根厚度、长度和封闭根尖孔效果更好。然而另一项综述认为根尖孔直径小于 1 mm 时 RET 预后更好，在直径为 0.5~1 mm 时预后最佳。两者的结果差异可能受年龄、样本量、观察时间等因素干扰，因此 RET 的临床应用需医师根据具体情况综合决策。

结合大量报道及笔者临床经验，不难发现 RET 的失败多由根管系统内再感染导致，而局限之处在于难以实现牙髓牙本质复合体再生的科学目标。根管内感染复发的可能原因包括：①根管未做机械预备、根管冲洗受限，以及根管封药不到位等操作原因可能导致根管未能彻底消毒；②冠方渗漏引起根管系统的再感染；③牙外伤可能造成根尖周组织血管断裂，影响根尖部血运，丧失清除感染和修复再生的条件。因此临床医生应严格按照 RET 操作规程进行治疗患牙，尽可能减少操作方面引起的 RET 失败。当发生再感染时，若患牙未发生明显牙体缺损或龋坏，仍可尝试二次 RET、根尖诱导成形术或根尖屏障术。另外，临床上 RET 治疗后的患牙常常发生过度或提前钙化现象。对一些 RET 治疗成功后因外伤或正畸需求拔除的患牙进行组织学染色，可观察根管内形成的多为类牙周膜、类牙骨质样组织，说明未能再生具备媲美天然形态和功能的牙髓牙本质复合体，这可能与根管内局部微环境、干细胞来源、干细胞活性、生物支架及生长因子种类等多种因素存在关联。所以，众多学者分别从以上各方面入手研究如何改进 RET。值得一提的是，近期已有临床实验采取将自体脱落乳牙、第三磨牙的牙髓干细胞或脐带间充质干细胞移植入根管系统的策略，对促进功能性牙髓再生有一定效果，然而细胞来源、伦理问题、程序简便性、长期效果等仍需进一步探讨。

（杜宇　曾倩）

参考文献

1. OSTBY B N. The role of the blood clot in endodontic therapy. An experimental histologic study. Acta Odontol Scand, 1961：324 – 353.

2. BANCHS F, TROPE M. Revascularization of immature permanent teeth with apical periodontitis：new treatment protocol？J Endod, 2004, 30(4)：196 – 200.

3. GALLER K M, KRASTL G, SIMON S, et al. European Society of Endodontology position statement：Revitalization procedures. Int Endod J, 2016, 49(8)：717 – 723.

4. American Association of Endodontists. AAE Clinical Considerations for a Regenerative Procedure.

5. 黄定明，杨懋彬，周学东. 牙髓再生治疗的临床操作管理及疗效评价. 中华口腔医学杂志, 2019, 54 (9)：584 – 590.

6. CASEY S M, FOX D, DUONG W, et al. Patient Centered Outcomes among a Cohort Receiving Regenerative Endodontic Procedures or Apexification Treatments. J Endod, 2022, 48(3)：345 – 354.

7. KHARCHI A S, TAGIYEVA-MILNE N, KANAGASINGAM S. Regenerative Endodontic Procedures, Disinfectants and Outcomes：A Systematic Review. Prim Dent J, 2020, 9(4)：65 – 84.

8. LIN J, ZENG Q, WEI X, et al. Regenerative Endodontics Versus Apexification in Immature Permanent Teeth with Apical Periodontitis：A Prospective Randomized Controlled Study. J Endod, 2017, 43(11)：1821 – 1827.

9. ESTEFAN B S, EL BATOUTY K M, NAGY M M, et al. Influence of Age and Apical Diameter on the Success of Endodontic Regeneration Procedures. J Endod, 2016, 42(11)：1620 – 1625.

10. FANG Y, WANG X, ZHU J, et al. Influence of Apical Diameter on the Outcome of Regenerative Endodontic Treatment in Teeth with Pulp Necrosis：A Review. J Endod, 2018, 44(3)：414 – 431.

11. XUAN K, LI B, GUO H, et al. Deciduous autologous tooth stem cells regenerate dental pulp after implantation into injured teeth. Sci Transl Med, 2018, 10(455)：eaaf3227.

12. BRIZUELA C, MEZA G, URREJOLA D, et al. Cell-Based Regenerative Endodontics for Treatment of Periapical Lesions：A Randomized, Controlled Phase I/II Clinical Trial. J Dent Res, 2020, 99(5)：523 – 529.

13. 邹晓英，岳林. 再生性牙髓治疗的生物学基础及临床探索. 中华口腔医学杂志, 2022, 57(1)：3 – 9.

14. 刘斌，梁景平. 牙髓再生的临床应用与未来. 中华口腔医学杂志, 2020, 55(1)：50 – 55.

15. 凌均棨，毛剑. 牙髓再生的研究现状与发展前景. 中华口腔医学杂志，2018，53(6)：361－366.

16. ZENG Q. NGUYEN S, ZHANG H, et al. Release of Growth Factors into Root Canal by Irrigations in Regenerative Endodontics. J Endod, 2016, 42(12)：1760－1766.

17. CYMERMAN J J, NOSRAT A. Regenerative Endodontic Treatment as a Biologically Based Approach for Non-Surgical retreatment of Immature Teeth. J Endod, 2020, 46(1)：44－50.

18. CHAN E K, DESMEULES M, CIELECKI M, et al. Longitudinal Cohort Study of Regenerative Endodontic Treatment for Immature Necrotic Permanent Teeth. J Endod, 2017, 43(3)：395－400.

19. CHREPA V, JOON R, AUSTAH O, et al. Clinical Outcomes of Immature Teeth Treated with Regenerative Endodontic Procedures-A San Antonio Study. J Endod, 2020, 46(8)：1074－1084.

20. CHENG J, YANG F, LI J, et al. Treatment Outcomes of Regenerative Endodontic Procedures in Traumatized Immature Permanent Necrotic Teeth：A Retrospective Study. J Endod, 2022, 48(9)：1129－1136.

21. ARSLAN H, AHMED H M A, ŞAHIN Y, et al. Regenerative Endodontic Procedures in Necrotic Mature Teeth with Periapical Radiolucencies：A Preliminary Randomized Clinical Study. J Endod, 2019, 45(7)：863－872.

22. CHANIOTIS A. Treatment Options for Failing Regenerative endodontic procedures：report of 3 cases. J Endod, 2017, 43(9)：1472－1478.

23. LEE C, SONG M. Failure of regenerative endodontic procedures：case analysis and subsequent treatment options. J Endod, 2022, 48(9)：1137－1145.

24. ALMUTAIRI W, YASSEN G H, AMINOSHARIAE A, et al. Regenerative endodontics：a systemic analysis of the failed cases. J Endod, 2019, 45(5)：567－577.

25. KOÇ S, DEL FABBRO M. Does the Etiology of Pulp Necrosis Affect Regenerative Endodontic Treatment Outcomes? A Systematic Review and Meta-analyses. J Evid Based Dent Pract, 2020, 20(1)：101400.

26. HE L, ZHONG J, GONG Q M, et al. Regenerative Endodontics by Cell Homing. Dent Clin North Am, 2017, 61(1)：143－159.

27. MALMGREN B, TSILINGARIDIS G, MALMGREN O. Long-term follow up of 103 ankylosed permanent incisors surgically treated with decoronation—a retrospective cohort study. Dent Traumatol, 2015, 31(3)：184－189.

28. JUN J H, CHUN K A, KUM K Y, et al. Effect of mineral trioxide aggregate plug location on root development in regenerative endodontic procedure. Odontology, 2021, 109(2)：411－421.

29. CYMERMAN J J, NOSRAT A. Regenerative endodontic treatment as a biologically based approach for non-surgical retreatment of immature teeth. J Endod, 2020, 46(1)：44－50.

30. ANTHRAYOSE P, NAWAL R R, YADAV S, et al. Effect of revascularisation and apexification procedures on biomechanical behaviour of immature maxillary central incisor teeth：a three-dimensional finite element analysis study. Clin Oral Investig, 2021, 25(12)：6671－6679.

31. IWAYA S I, IKAWA M, KUBOTA M. Revascularization of an immature permanent tooth with apical periodontitis and sinus tract. Dent Traumatol, 2001, 17(4)：185－187.

32. KIM J Y, XIN X, MOIOLI E K, et al. Regeneration of dental-pulp-like tissue by chemotaxis-induced cell homing. Tissue Eng Part A, 2010, 16(10)：3023－3031.

33. 凌均棨. 年轻恒牙根尖周病凌均棨 2016 观点. 北京：科学技术文献出版社，2017.

二、儿童前磨牙慢性根尖周炎的再生性牙髓治疗

（一）病例基本情况

患者 11 岁，男性，因外院转诊"左下后牙起脓疱两周"就诊。患儿家长诉患儿左下后牙起脓疱两周，无明显自发痛、冷热刺激痛、夜间痛，于外院就诊后建议转诊我院。口内检查全口牙龈稍红肿，牙列无明显拥挤，咬合无明显异常，BOP（＋），35 唇侧牙龈近颈部有一脓疱，内有脓液排出，35 合面见一釉质凸起折断痕迹。35 松 I 度，唇侧 PD 约 5 mm，其余位点 PD 约 2 mm，无明显叩痛，电测及冷测无反应。外院全口牙位曲面体层片示 35 根尖孔呈喇叭状，根尖大面积低密度影（图 3-2-1）。于本院拍摄 CBCT，可见 35 根尖孔呈喇叭口状，大小约 2.8 mm×1.5 mm，根尖周椭圆形骨密度减低影，边界清晰，大小约 6 mm×6.7 mm×7.7 mm，周围骨质增生硬化，提示为 35 根尖囊肿样病变（图 3-2-2）。

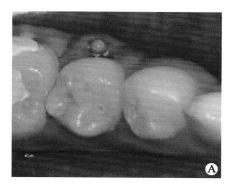
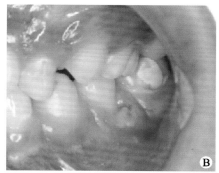
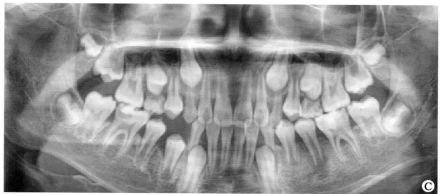

A. 35 合面见釉质凸起折断痕迹、唇侧牙龈近颈部脓疱；B. 左侧后牙咬合基本正常；
C. 全口牙位曲面体层片示 35 根尖孔呈喇叭口状、根尖周低密度影。

图 3-2-1 病例初诊口内照和影像学检查

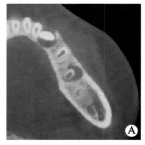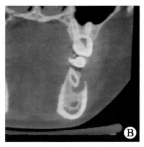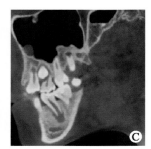

A. 轴位；B. 冠状位；C. 矢状位。

图 3-2-2　病例 CBCT

（二）病例诊断

1. 35 畸形中央尖（折断）：口内检查发现 35 合面有釉质凸起折断痕迹。临床上接诊牙髓根尖周病时一定要明确初始病因，以提供合适治疗方案及评估预后，若未发现患牙有明显龋损、裂纹或隐裂，在前磨牙建议考虑是否畸形中央尖折断导致，可通过观察合面釉质外形、对侧或对颌同名牙明确诊断，在前牙需询问有无外伤史、检查有无咬合创伤如深覆合、有无牙体解剖异常如畸形舌侧沟等，必要时可拍摄 CBCT 辅助诊断。

2. 35 慢性根尖周炎：外院全景片可见 35 根尖孔呈喇叭口状，根尖大面积低密度影，边界不清，破坏范围不明确。对于不明确窦道来源的患牙，建议拍摄牙胶示踪根尖片。关于根尖孔直径、根尖是否外吸收、根尖周病变范围、有无影响相邻重要解剖结构等情况则需要进一步影像学检查。

（三）治疗方案

1. 35 拔除：若患者有明确的正畸减数拔牙指征时可考虑此方案。然而本例咬合基本正常，短期内亦没有正畸计划，因此患儿家长要求尽量保留患牙。

2. 35 根尖屏障术：在根管清理和消毒后，使用 MTA 或 iRoot BP Plus 类生物陶瓷材料将根尖 4~5 mm 严密封闭。优点在于控制根尖炎症效果良好，缺点在于无法使牙根继续发育。本患牙根管壁较薄，根尖孔较大，牙根抗折强度较差，远期疗效不确定，因而未首选该方案。

3. 35 根尖诱导成形术：在控制感染的基础上，用氢氧化钙类药物保存根尖部的牙髓或使根尖周沉积硬组织，促使牙根继续发育和根尖形成。优点在于控制根尖炎症效果良好和可促进牙根继续发育，缺点在于封药时间较长，可能降低牙根抗折性，且无法重建仿生牙髓组织。

4. 35 RET：在控制感染的基础上，引导根尖出血形成血凝块，募集根尖周组织中的干细胞进入根管腔，促进牙髓再生并完成牙根发育。优点在于能促进牙根继续发育和部分恢复牙髓功能，缺点在于对感染控制及干细胞活力要求较高，当患牙需要进行桩核冠修复时不能应用，使用的部分药物可能导致牙冠染色，当治疗后出现失败仍需进行根尖诱导成形术、根尖屏障术乃至拔除。

考虑患儿年龄较小，35 根尖孔宽大，根管壁薄弱，与患儿家长沟通后试行 RET，若治疗失败再改行根尖诱导成形术、根尖屏障术或拔除。

（四）治疗过程及复查

1. 初诊：阿替卡因局部麻醉，橡皮障隔离 35，高速手机开髓，探及单根管，根管内有大量血性渗出（图 3-2-3），100 号 K 锉沿根管侧壁进行叠瓦式预备，使用侧方开口针头行 1% 次氯酸钠冲洗，17% EDTA 终末冲洗，纸尖干燥，封氢氧化钙糊剂，暂封膏暂封窝洞。

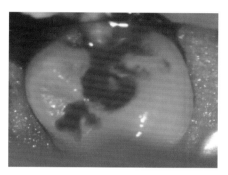

图 3-3-3　35 开髓后见大量血性渗出

2. 复诊：一个月后复诊患儿主诉无不适，检查 35 暂封完整，牙龈无红肿，无窦道，35 无叩痛，不松动，开始进行 RET。使用甲哌卡因（不含肾上腺素）局部麻醉，超声器械去除 35 暂封和根管内氢氧化钙糊剂，17% EDTA 冲洗后纸尖干燥，使用 25 号 K 锉置入根尖孔外 2 mm 轻轻旋转刺激出血，口腔手术显微镜下观察血液充盈根管至釉牙骨质界，静置 15 min，在血凝块上方均匀放置约 3 mm 厚的 iRoot BP Plus，微湿棉球覆盖，调拌玻璃离子暂封。一天后复诊，高速手机去除玻璃离子，去除棉球，清理干净髓腔，涂布树脂粘接剂，F00 流体树脂和玛吉斯特树脂分层充填，调和，抛光，嘱按期复诊，不适随诊（图 3-2-4）。

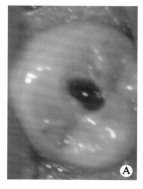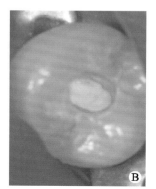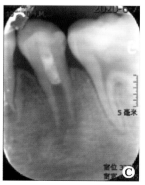

A. 引导根尖出血至釉牙骨质界；B. 复诊时血凝块上方 iRoot BP Plus 质地坚硬；C. 冠部树脂充填术后即刻根尖片。

图 3-2-4　35 行 RET 治疗图片

3. 复查：患儿分别于术后 1 个月、6 个月、12 个月、2 年复诊，四次主诉均无不适，检查局部牙龈无红肿窦道，35 无叩痛，不松动，冷测无不适，电测反应迟钝。根尖片显示 35 根尖区未见低密度影，根管壁逐步增厚，根尖孔逐渐闭合，提示牙根发育基本完成（图 3 - 2 - 5）。

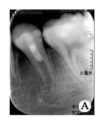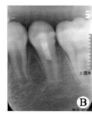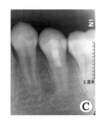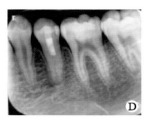

A. 术后 1 个月；B. 术后 6 个月；C. 术后 12 个月；D. 术后 2 年。

图 3 - 2 - 5　35 行 RET 治疗图片

（五）小结

本病例为儿童患者，因左下前磨牙慢性根尖周炎就诊，局部根尖周病变较严重。由于前磨牙常作为正畸减数牙，因此医师接诊时一定要充分告知治疗方案的多样性，首先了解及咨询患者家长及正畸专科的意见，必要时可选择拔除，避免不必要的治疗。

影响 RET 预后的因素包括致病因素、年龄、根尖孔直径等。本例致病原因为前磨牙畸形中央尖折断后细菌侵入根管系统导致牙髓坏死。有研究表明，使用 RET 治疗畸形中央尖导致的牙髓根尖周病比牙外伤导致的牙髓根尖周病预后更佳，这可能与外伤后患牙有隐匿细小的微裂纹，细菌侵入根管内部继发感染有关。本例患牙治疗过程中未发现明显裂纹或隐裂纹，术后冠方封闭严密，因而经历 RET 治疗后达到良好的效果。此外，虽然根尖孔初始直径较大，但患者年纪较小，RET 过程中引血量丰富，提示根尖区干细胞活力状态较好。患牙经治后已达到症状消失、根尖周病变愈合、根管壁增厚的中级目标，电活力测试反应迟钝，无法判断根管内是否形成牙髓牙本质复合体，但根尖片检查术后 12 个月开始患牙根管相比邻牙有明显钙化影像，需进一步随访。后续检查还需密切关注患牙是否发生龋病或隐裂等疾病，避免冠方封闭不严密引起根管系统再感染。

（杜宇）

参考文献

1. American Association of Endodontists. AAE Clinical Considerations for a Regenerative Procedure.

2. 黄定明，杨懋彬，周学东. 牙髓再生治疗的临床操作管理及疗效评价. 中华口腔医学杂志，2019，54（9）：584 - 590.

3. LIN J, ZENG Q, WEI X, et al. Regenerative Endodontics Versus Apexification in Immature Permanent Teeth with Apical Periodontitis: A Prospective Randomized Controlled Study. J Endod, 2017, 43（11）：

1821 – 1827.

4. ESTEFAN B S, EL BATOUTY K M, NAGY M M, et al. Influence of Age and Apical Diameter on the Success of Endodontic Regeneration Procedures. J Endod, 2016, 42(11): 1620 – 1625.

5. 邹晓英, 岳林. 再生性牙髓治疗的生物学基础及临床探索. 中华口腔医学杂志, 2022, 57(1): 3 – 9.

6. ARSLAN H, AHMED H M A, ŞAHIN Y, et al. Regenerative Endodontic Procedures in Necrotic Mature Teeth with Periapical Radiolucencies: A Preliminary Randomized Clinical Study. J Endod, 2019, 45(7): 863 – 872.

三、儿童上前牙慢性根尖周炎的再生性牙髓治疗

(一) 病例基本情况

患者 13 岁, 女性, 因"右上前牙外伤数年、肿痛一周"就诊。患儿家长诉数年前患儿右上前牙曾因外伤于当地就诊, 当时未予处理。一周前患儿右上前牙出现牙龈肿痛, 否认冷热刺激痛或夜间痛, 于外院就诊后拟"11 急性根尖周炎"予开髓引流处理, 建议转诊至我院进一步治疗。现无明显不适, 来我院就诊。否认全身系统性疾病与药物过敏史等。

口内检查见口腔卫生状况好, 全口牙列无明显拥挤, 咬合未见明显异常。11 牙体轻微变色, 唇侧及切端未见明显缺损, 腭侧开髓洞型, 白色暂封物存, 叩诊无不适, 不松动。11 唇侧牙龈明显红肿, 近根尖处有一窦道, 无扪痛, 探诊有少许脓液排出。牙周探诊深度约为 2 mm, BOP(–)。11 冷测及电测无反应。X 线片示 11 根尖孔敞开呈喇叭口状, Nolla 分期 7 期。与 21 相比, 11 牙根稍短, 近中根管壁薄, 根尖大面积低密度影, 边界不清 (图 3 – 3 – 1)。

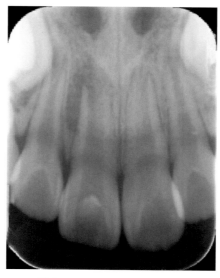

图 3 – 3 – 1 11 术前 X 线片

（二）病例诊断

11 慢性根尖周炎伴牙根发育不全：患儿右上前牙有外伤史，曾出现肿痛症状，口内检查 11 牙体轻微变色，唇侧牙龈根尖区见一窦道，探及少许脓液排出，牙髓活力测试无反应。X 线片见 11 根尖孔敞开，根尖大面积低密度影，边界不清，破坏范围不明确。综合上述病史、体征与辅助检查结果，可明确本病例诊断。

（三）*治疗方案*

治疗方案选择如下。

1. 11 RET：在控制感染的基础上，引导根尖出血形成血凝块，募集根尖周组织中的干细胞进入根管腔，并进行严密的冠方封闭，为干细胞增殖和分化提供良好的环境，从而促使牙髓再生并完成牙根发育。优点在于能促进牙根继续发育和部分恢复牙髓活力，缺点在于：①对感染控制及干细胞活力要求较高；②不能应用于牙体缺损大，需要进行桩核冠修复的病例；③存在牙冠染色的可能；④牙根能否继续发育具有不确定性，一旦出现失败仍需改行根尖诱导成形术、根尖屏障术乃至拔除。

2. 11 根尖诱导成形术：在控制感染的基础上，用氢氧化钙类药物诱导根尖部牙髓或根尖周组织形成硬组织，待根尖孔闭合后行永久性根管充填。优点在于控制根尖炎症效果良好，缺点在于：①部分病例牙根不能继续发育，表现为根尖部钙化封闭或者根管中部钙化封闭，牙根长度小于正常同名牙，根管壁薄；②因换药需要，需多次复诊，治疗周期较长；③术中使用氢氧化钙封药时间较长，可能降低牙根抗折性而增加根折风险；④无法重建仿生牙髓组织。

3. 11 根尖屏障术：在根管清理和消毒后，用非手术方法将 4 ~ 5 mm MTA 或 iRoot BP Plus 类生物陶瓷材料充填到根尖部，在根尖部形成人工止点，上方进行根管充填。优点在于控制根尖炎症效果良好，疗程短、不需长期封药，有效降低患者治疗的时间成本。缺点在于无法促进未发育完成的牙根继续发育。本患牙根管壁较薄，根尖孔较大，牙根抗折强度较差，远期疗效不确定，因而未首选该方案。

告知患者 RET、根尖诱导成形术和根尖屏障术三种方案，以及相应的疗程、预后、风险及费用等，患者表示知情。考虑患儿年纪较小，11 根尖孔宽大，与患儿家长沟通后试行 RET，若失败后考虑行根尖诱导成形术或根尖屏障术试保留。

（四）治疗过程及复查

1. 初诊：11 甲哌卡因（不含肾上腺素）局部麻醉，橡皮障隔离，口腔手术显微镜下去除暂封物，见根管内牙髓坏死，拔髓不成形，H 锉提拉式轻微预备根管，使用侧方开口针头行 1.5% 次氯酸钠冲洗，17% EDTA 终末冲洗，吸潮纸尖干燥根管，封三联抗菌糊剂（环丙沙星、甲硝唑、克林霉素比例为 1 : 1 : 1），玻璃离子暂封。

2. 复诊：3 周后复诊，患儿主诉无不适，检查示 11 暂封存，不松动，无叩痛，牙龈未见窦道，遂行 RET。11 甲哌卡因（不含肾上腺素）局部麻醉，DOM 下去除暂封物和根管内封药，根管内未见明显渗出，17% EDTA 冲洗（图 3 - 3 - 2A），吸潮纸尖干燥根管，使用 25 号 K 锉置入根尖孔外 2 mm 旋转刺激出血，观察血液充盈根管至釉牙骨质界下约 2 ~ 4 mm（图 3 - 3 - 2B），等待 15 分钟，在血凝块上方放置生物膜片，均匀放置 3 mm 厚的 MTA（图 3 - 3 - 2C），小棉球轻压，氧化锌暂封微湿棉球。术后 X 线片显示根管上段高密度影密合（图 3 - 3 - 3A）。

一周后复诊，患儿主诉无不适，检查见 11 暂封完整，无叩痛，不松动。去除 11 暂封材料，探 MTA 变硬，清理干净髓腔后隔湿干燥，涂布树脂粘接剂，树脂充填，调和，抛光。

3. 复查：患儿分别于术后 3 个月、6 个月、12 个月、24 个月、36 个月、48 个月及 60 个月复诊，患儿主诉无不适，口内检查见 11 充填物完整，不松动，无叩诊不适，牙龈正常。X 线片示 11 根尖低密度影消失，根管内逐渐钙化，根管壁增厚，根尖孔缩小（图 3 - 3 - 3）。X 线片复查详细结果见表 3 - 3 - 1。

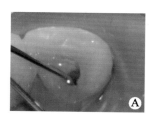 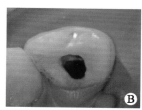 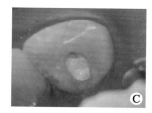

A. 17% EDTA 根管内冲洗；B. 诱导根尖出血；C. 放置 MTA 封闭冠方。

图 3 - 3 - 2 11 术中口内照

表 3 - 3 - 1 11 术后随访的 X 线片检查结果

随访时间	X 线片检查
3 个月	11 根尖孔敞开，根尖低密度影消失
6 个月	11 根中段钙化影像，近中根管壁增厚，根尖未见阴影
12 个月	11 根中段钙化影像，根尖未见阴影
24 个月	11 根中下段管壁增厚，根尖孔缩小，根尖未见阴影
36 个月	11 根中下段管壁增厚，根管影像模糊，根尖未见阴影
48 个月	11 根中下段管壁增厚，根管影像模糊，根尖未见阴影
60 个月	11 根管影像模糊，根尖未见阴影

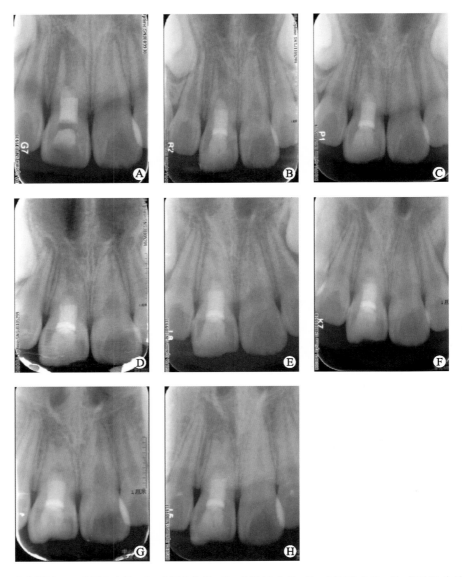

A. 术后即刻；B. 术后 3 个月；C. 术后 6 个月；D. 术后 12 个月；E. 术后 24 个月；F. 术后 36 个月；
G. 术后 48 个月；H. 术后 60 个月。

图 3 - 3 - 3　11 术后即刻及随访 X 线片

（五）小结

本病例为儿童患者，因牙外伤导致上前牙牙根发育不全伴慢性根尖周炎。治疗方案选择主要从以下几方面考虑：①患牙牙体无明显缺损，X 线片显示根管壁薄、根尖孔粗大，根尖低密度影。有效控制根尖感染和促进牙根继续发育是其治疗目标。研究证明 RET 能促进年轻恒牙根尖炎症愈合和牙根继续发育，其中随访 1 年以上根尖炎症愈合率为 76.47% ~ 100% ，牙根发育成功率为 27.6% ~ 65.2% 。临床报告根尖孔闭合率在 27.6% ~ 65.2% 。根据 Cvek 牙根发育分期（表 3 - 3 - 2），本病例处于牙根发育Ⅲ期，即牙根形成 2/3，根尖孔开放，首选 RET。②患儿 13 岁，年龄较小，机体再生愈合能力较强。现有的 RET 临床研究对病例的年龄均有统一要求。王晓燕等通过文献检索 2001 至 2020 年的 190 篇关于 RET 的病例报告，发现 90.7% 的患者年龄在 17 岁及以下。临床研究显示 9 ~ 18 岁患者采用 RET 治疗年轻恒牙牙髓坏死均可能促进根尖炎症愈合及牙根继续发育，而 9 ~ 13 岁患者的效果优于 14 ~ 18 岁患者。③外伤的年轻恒牙 RET 的临床预后可能欠理想。现有研究表明外伤患牙 RET 后牙根继续发育的发生率显著低于畸形中央尖折断的患牙，原因可能是外伤导致患牙根尖乳头和根鞘受损，干细胞来源或者根尖血管束受到损伤。在与患儿家属沟通方案时应考虑病因对治疗预后的影响。④RET 方案失败后，可考虑改行根尖诱导成形术、根尖屏障术或显微根尖手术等替代方案。

表 3 - 3 - 2 Cvek 牙根发育分期

分期	牙根情况	建议治疗方案
Ⅰ 期	牙根形成少于 1/2，根尖孔开放	RET
Ⅱ 期	牙根形成 1/2，根尖孔开放	RET
Ⅲ 期	牙根形成 2/3，根尖孔开放	RET
Ⅳ 期	牙根发育接近完成，根尖孔开放	RET、根尖诱导成形术、根尖屏障术
Ⅴ 期	牙根发育完成，根尖孔闭合	根管治疗或根尖屏障术

根管钙化是 RET 的并发症之一，包括部分钙化（根上 1/2、根尖 1/2 和弥漫性钙化）和根管堵塞。既往研究表明随着随访时间增加，根管内钙化发生率增加，钙化程度加重，6 个月以上随访里根管钙化发生率为 20% ~ 91% 。但目前导致根管钙化的相关因素尚未明确。根管钙化并非临床失败，但对后续可能发生的牙髓再治疗会造成挑战，难以定位根管。一般而言，对于无症状的根管钙化患牙，建议观察。一旦发生明显的感染症状，可考虑导航下显微根管治疗、显微根尖手术或意向再植，必要时考虑拔除。

（曾倩）

参考文献

1. 黄定明，杨懋彬，周学东. 牙髓再生治疗的临床操作管理及疗效评价. 中华口腔医学杂志，2019，54（9）：584 - 590.

2. 邹晓英，岳林. 再生性牙髓治疗的生物学基础及临床探索. 中华口腔医学杂志，2022，57（1）：3 - 9.

3. American Association of Endodontics. Clinical considerations for regenerative procedures. Available at：https：//f3f142zs0k2w1kg84k5p9i1o-wpengine. netdna-ssl. com/specialty/wp-content/u ploads/sites/2/2021/08/ClinicalConsiderationsApprovedByREC062921. pdf

4. GALLER K M, KRASTL G, SIMON S, et al. European Society of Endodontology position statement：Revitalization procedures. Int Endod J, 2016, 49（8）：717 – 723.

5. 刘斌，梁景平. 牙髓再生的临床应用与未来. 中华口腔医学杂志，2020，55（1）：50 – 55.

6. LIN J, ZENG Q, WEI X, et al. Regenerative Endodontics Versus Apexification in Immature Permanent Teeth with Apical Periodontitis：A Prospective Randomized Controlled Study. J Endod, 2017, 43（11）：1821 – 1827.

7. ESTEFAN BS, EL BATOUTY KM, NAGY MM, et al. Influence of Age and Apical Diameter on the Success of Endodontic Regeneration Procedures. J Endod, 2016, 42（11）：1620 – 1625.

8. SONG M, CAO Y, SHIN S J, et al. Revascularization-associated Intracanal Calcification：Assessment of Prevalence and Contributing Factors. J Endod, 2017, 43（12）：2025 – 2033.

9. CVEK M. Prognosis of luxated non-vital maxillary incisors treated with calcium hydroxide and filled with gutta-percha. A retrospective clinical study. Endod Dent Traumatol. 1992, 8（2）：45 – 55.

10. CHENG J, YANG F, LI J, et al. Treatment Outcomes of Regenerative Endodontic Procedures in Traumatized Immature Permanent Necrotic Teeth：A Retrospective Study. J Endod, 2022, 48（9）：1129 – 1136.

11. LEE C, SONG M. Failure of regenerative endodontic procedures：case analysis and subsequent treatment options. J Endod, 2022, 48（9）：1137 – 1145.

四、成人前磨牙慢性根尖周炎的再生性牙髓治疗

（一）病例基本情况

患者44岁，男性，因"右下后牙咬合疼痛"就诊，无自发痛和冷热刺激痛。检查发现45牙扭转，𬌗面畸形中央尖磨损，探痛（－），叩痛（＋），不松动，未探及牙周袋，电测无活力。44、46深楔状缺损，46未探及髓腔，44探及髓腔，探痛（－），叩痛（＋），不松动，电测无活力。X线片显示45牙根发育不全，较正常牙根短，根管粗大，根管壁薄，根尖孔敞开，宽度约2.5 mm，根尖区距46近中根根尖较近，45、46根尖低密度影相通。根尖片及全口牙位曲面体层片（2个月前）显示44根尖区低密度影，未见吸收；44根方埋伏多生牙，未与其根尖接触（图3-4-1）。

（二）病例诊断

1. 45畸形中央尖（磨损）、慢性根尖周炎、牙根发育不全：45𬌗面畸形中央尖磨损，而且伴牙根发育不全，牙髓活力测试无反应，考虑引起根尖周感染的主要病因是畸形中央尖磨损。根尖X线片显示45牙根发育不全，较正常牙根短，根管粗大，根管壁

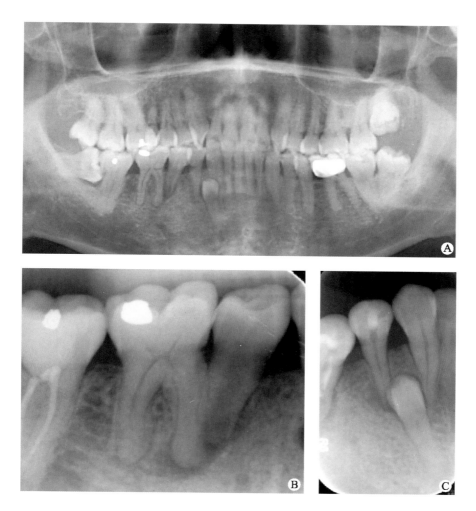

A. 全口牙位曲面体层片（2 个月前）显示 44 根方埋伏多生牙，未与其根尖接触；B. 根尖片显示 45、46 根尖阴影，45 牙根发育不全；C. 根尖片显示 44 根尖阴影，根方埋伏多生牙。

图 3 - 4 - 1　44 ~ 46 术前 X 线片

薄，根尖孔敞开，宽度约 2.5 mm，不能完全排除合并牙根吸收可能。

2. 44、46 楔状缺损、慢性根尖周炎：46 牙颈部楔状缺损近髓，未探及髓腔，牙髓活力测试无反应，近中根尖区距 45 根尖较近，与 45 根尖低密度影相通，考虑 46 可能为楔状缺损引起牙髓病变导致的根尖感染，不能完全排除受 45 影响导致逆行性感染。

44 牙颈部楔状缺损累及髓腔，牙髓活力测试无反应，根尖低密度影，考虑 44 为楔状缺损引起牙髓病变导致的根尖感染。

3. 埋伏多生牙：影像学检查 44 根方埋伏多生牙，未与其根尖接触。

（三）治疗方案

1. 45 及埋伏多生牙拔除，44、46 RCT 后正畸治疗：患者年龄 44 岁，而且无正畸意愿，因此不考虑拔除 45。

2. 45 根尖屏障术：在根管清理和消毒后，使用 MTA 或 iRoot BP Plus 类生物陶瓷材料将根尖严密封闭。优点在于控制根尖炎症效果良好，缺点在于无法使牙根继续发育。本患牙根管壁薄，根尖孔粗大，远期疗效不确定，因而未首选该方案。

3. 45 根尖诱导成形术：在控制感染的基础上，用氢氧化钙类药物保存根尖部的牙髓或使根尖周沉积硬组织，促使牙根继续发育和根尖形成。优点在于控制根尖炎症效果良好和促进牙根继续发育，缺点在于封药时间较长，可能降低牙根抗折性，且无法重建仿生牙髓组织。

4. 45 RET：在控制感染的基础上，引导根尖出血形成血凝块，募集根尖周组织中的干细胞进入根管腔，促进牙髓再生并完成牙根发育。优点在于促进牙根继续发育和部分恢复牙髓功能，缺点在于对感染控制及干细胞活力要求较高，当患牙需要进行桩核冠修复时不能应用，可能导致牙冠染色，可能出现失败仍需进行根尖诱导成形术、根尖屏障术乃至拔除的情况。考虑患牙根管壁薄，根尖孔粗大，若能促进牙根继续增长甚至闭合，可以提高远期预后。但患者年龄 44 岁，可能干细胞活力较低，而且当时对成年人牙髓再生治疗仅有个别病例报道，与患者沟通后试行 RET，若失败后再行根尖屏障术。

5. 44、46 RCT 后修复。

6. 44 根方埋伏多生牙因全口牙位曲面体层片显示其未与其根尖接触，而埋伏牙的拔出创伤较大，与患者沟通后决定埋伏牙先观察，必要时再考虑拔除。

（四）治疗过程及复查

1. 初诊：45 橡皮障隔离，开髓，口腔手术显微镜下见根管内大量坏死腐败组织，1% 次氯酸钠冲洗及 17% EDTA 交替荡洗，根管内封入氢氧化钙糊剂，玻璃离子暂封。44、46 颊侧楔状缺损备洞，树脂充填。橡皮障隔离，𬌗面开髓，DOM 下完成根管预备，封入氢氧化钙糊剂，玻璃离子暂封。

2. 第二次就诊：2 周后复诊，患者主诉无不适。45 暂封完整，叩痛（±），不松动。橡皮障隔离，口腔手术显微镜下使用显微锉和超声彻底去除髓腔壁及根尖感染坏死组织，1% 次氯酸钠和 17% EDTA 交替超声荡洗，暴露根尖新鲜组织面，干燥，根管内封入三联抗生素糊剂，玻璃离子暂封。44、46 暂封完整，叩痛（-），不松动。橡皮障隔离，DOM 下 AH-Plus 加热牙胶完成根管充填，冠部树脂充填。拍摄根尖片（图 3-4-2A）。

3. 第三次就诊：3 周后复诊，患者主诉无不适。45 暂封完整，叩痛（-），不松动。甲哌卡因（不含肾上腺素）局麻，橡皮障隔离，DOM 下去除暂封和根管内封药，1% 次氯酸钠及 17% EDTA 交替超声荡洗（图 3-4-2B），再次清除根尖孔区域坏死白色假膜，暴露根尖新鲜组织面（图 3-4-2C），使用 15 号 K 锉置入根尖孔外约 1~2 mm 旋转刺激出血，观察血液中是否存在坏死组织，若有需要再次清洁根管，直至无杂质血液充盈根管至釉牙骨质界（图 3-4-2D），等待 15 min，在血凝块上方依次放置胶原膜（图 3-4-2E、F）、3 mm 厚度 MTA（图 3-4-2G）、微湿棉球，GIC 暂封，拍摄术后 45 根尖片（图 3-4-2H）。一周后复诊清理髓腔，树脂充填，调𬌗，抛光。

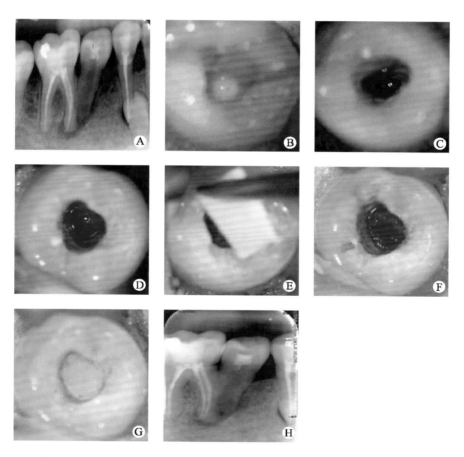

A. 44、46 根管充填术后及 45 根管内封入三联抗生素糊剂根尖片；B. 45 次氯酸钠超声荡洗；C. 暴露 45 根尖新鲜组织面；D. 45 刺激根尖出血至釉牙骨质界；E. 胶原膜；F. 45 血凝块上方放置胶原膜；G 45 胶原膜上方放置 3 mm 厚度 MTA；H. 45 牙髓再生术后即刻根尖片。

图 3-4-2 45 牙髓再生治疗过程及 X 线片

4. 复查：患者于术后 3、10、24、36、57 个月复查，主诉无不适，44、45、46 叩痛（-），不松动，牙龈正常。X 线片显示 45 根尖阴影缓慢减少，24 个月复查无明显阴影，根尖无明显闭合，但侧壁和根尖高密度影有增加，疑有管壁增厚（图 3-4-3）。术后 2 年行 46 冠修复，根尖无明显阴影（图 3-4-3C）。36 个月全口牙位曲面体层片显示 44 根尖无阴影，埋伏多生牙未与 44 根尖接触（图 3-4-3D）。

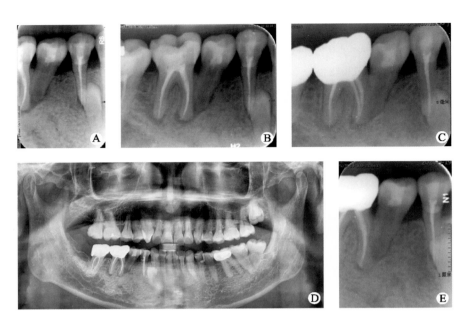

A. 术后 3 个月根尖片；B. 术后 10 个月根尖片；C. 术后 24 个月根尖片；
D. 术后 36 个月全口牙位曲面体层片；E. 术后 57 个月根尖片。

图 3-4-3 45 牙髓再生后复查 X 线片

（五）小结

本病例为 44 岁成年患者，致病原因为前磨牙畸形中央尖折断后细菌侵入根管系统导致牙髓坏死，根尖区根管壁菲薄，而且与 46 近中根较近，治疗难度大。随着年龄的增长，机体的组织愈合能力和干细胞再生能力逐渐降低，这意味着再生性牙髓治疗术后牙根发育的成功率下降。但目前尚缺乏系统的临床研究证明年龄和牙根发育的绝对相关性。本课题组对成年患者采用牙髓再生治疗后发现，其愈合过程较青少年缓慢，但多数能控制根尖炎症，部分可出现牙本质壁增厚和根尖钙化屏障形成，形成过程较缓慢。病例报道亦显示，对一名 39 岁的患者双侧下颌前磨牙经牙髓再生治疗后随访发现，8 个月复查 X 片显示根尖无明显变化，30 个月后无症状，CBCT 显示根尖阴影消失。本病例虽然患者年龄较大，根尖孔粗大，根尖部分管壁菲薄，但经过炎症控制阶段彻底清创，RET 过程中引血量丰富，患牙经治疗后已达到症状消失、根尖周病变愈合的初级目标，根尖区根管壁存在增厚趋势，部分达到中级目标。后续还需密切关注患牙是否存在冠方封闭不严密、根折、根尖区病变等问题。总之，通过该病例和相关文献表明，成人牙根发育不全时，RET 基本上可以控制根尖感染，使根尖病变愈合，牙根的继续发育缓慢或不明显。

（刘昭慧）

参考文献

1. 凌均棨. 年轻恒牙根尖周病凌均棨 2016 观点. 北京：科学技术文献出版社，2017.

2. 凌均棨, 韦曦. 中山大学光华口腔医学院·附属口腔医院牙体牙髓病病例精解. 北京：科学技术文献出版社，2020.

3. WANG Y，ZHU X，ZHANG C. Pulp Revascularization on Permanent Teeth with Open Apices in a Middle-aged Patient. J Endod. 2015；41（9）：1571－1575.

4. PRIYA M H，TAMBAKAD P B，NAIDU J. Pulp and Periodontal Regeneration of an Avulsed Permanent Mature Incisor Using Platelet-rich Plasma after Delayed Replantation：A 12-month Clinical Case Study. J Endod. 2016；42（1）：66－67.

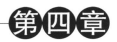

牙 再 植 术

一、概 述

牙再植术（tooth replantation）是指将脱落或拔出的牙处理后重新植入牙槽窝内的手术，包括根尖周疾病患牙的意向性牙再植（intentional replantation）、外伤性脱位牙再植和自体牙移植术（autotransplantation）。其中，当临床上采用根管治疗术无法获得理想疗效或难以应用根管再治疗、显微根尖手术彻底治愈患牙根尖周病损时，意向性牙再植术是天然牙保存治疗手段的有益补充及最后一道防线，也是疑难病例保牙治疗的必备技术。而外伤脱位牙再植和自体牙移植术则是保存意外脱落患牙和恢复天然牙功能的有效手段。尤其是当儿童或青少年出现缺牙时，由于患者颌骨发育尚未完全，为减少治疗对颌骨生长发育和美学效果的影响，不宜采用固定桥或种植体修复缺失牙。此外，可摘局部活动义齿因美学和舒适度等问题，亦不易被年轻患者所接受。在此种情况下，自体牙移植术可保存来自牙周韧带的本体感觉，促进骨骼持续生长，是重建缺牙区功能和美学的一种有效方式。当然不论采用何种牙再植治疗技术，上述方法均以保留通过传统治疗手段无法治愈的患牙为主要目标，且具有相似的临床操作流程，临床医生在接诊操作时均应尽可能缩短患牙离体时间，以提高患牙的存留率和手术的成功率。

（一）技术发展概况

意向性牙再植术是指为保存天然牙将牙髓根尖周病患牙以微创手段完整拔除，在体外对牙根进行检查评估、根管清理与充填，以去除病变感染组织和阻断感染源，然后将患牙原位植入牙槽窝内，从而达到控制感染、保存患牙和恢复咀嚼功能的目的。意向性牙再植术作为治疗牙髓根尖周病患牙最古老的方法之一，最早可追溯到11世纪由Albulcasis首次报道。随后，从16到18世纪，临床医生开始关注将患牙植入牙槽窝前，对牙根尖部进行切除与倒充填处理，直至1982年Grossman系统性地提出了"意向性牙再植术"的明确概念。近年来，随着微创拔牙和显微外科手术理念的更新，以及术中牙保存技术、生物材料的发展，意向性牙再植术的治疗效果明显提升，疗效可以预期，已经被公认为是根管再治疗及疑难病例保牙治疗的最后一种治疗手段。

龋病和外伤是导致牙早期缺失最常见的原因，常见于上、下颌第一磨牙和上颌切牙。此时，缺失牙可通过移植第三磨牙、前磨牙等其他健康牙来代替，从而恢复咀嚼、发音等口腔功能。自体牙移植术是指将同一个体内一颗未萌出或萌出的牙从口腔中一个部位移植到另一个拔牙位置的手术。这种方法最早于 1954 年由 Hale 提出，其主要技术方法至今仍被沿用。在自体牙移植术开展的早期，由于手术的成功率只有 50%，该手术很少被接受、认可。随着临床医生对牙周组织认知的提升，同时联合应用微创拔牙、夹板技术、根管治疗术和抗生素治疗等，显著提高了自体牙移植术的成功率及应用前景。目前，自体牙移植术已经被临床医生广泛认可并应用于临床治疗中。

（二）适应证与非适应证

对临床上通过非手术根管再治疗术仍无法解决的牙髓根尖周病病例，以及显微根尖手术路径建立困难的患牙，可以采用意向性牙再植术在直视下彻底检查与治疗牙根表面，保存患牙。具体情况包括：①因牙髓钙化、根管台阶等原因导致根管无法疏通至根尖止点，且根管治疗后持续存在症状的牙髓根尖周病患牙；②存在非手术治疗或显微根尖手术无法处理的根管壁穿孔、牙根吸收等牙根损伤的患牙；③由于手术入路或视野受限，或者邻近颏孔、下牙槽神经管、上颌窦等重要解剖结构无法施行根尖手术的病例，尤其是下颌第二磨牙根尖手术入路建立困难者；④存在明显解剖发育畸形的患牙，例如上颌侧切牙存在深达根尖的畸形根面沟者，可以在完成根管治疗后行意向性牙再植术清理沟内感染；⑤手术可能导致牙周组织缺损，以及根尖周刺激物和（或）溢出材料的存在，为减少创伤、避免去除健康牙槽骨，可选择意向性牙再植术；⑥患者强烈要求保留的牙根纵裂单根牙，可尝试拔除患牙后体外采用树脂粘接修复后再植。

值得注意的是，判断患牙是否适宜采用意向性再植术时，需要综合评估患牙的牙周支持组织情况，以确保患牙再植后具有足够的周围骨组织支撑，为获得良好的预后提供保障。牙周探诊深度通常由 6 个测量位点的最大值决定，是牙周状况的代表性指标。研究显示，再植术前对患牙进行 6 个位点的牙周袋深度测量，当仅有 1 个测量位点存在大于 6 mm 牙周袋时，患牙行意向性牙再植术后的 4 年存留率为 84%；当有 2 个测量位点存在大于 6 mm 牙周袋时，其 4 年存留率则仅为 44%；而当患牙存在 3 个或 3 个以上位点大于 6 mm 牙周袋时，以及水平向动度大于 2 mm 或存在垂直向动度时，则认为患牙牙周附着丧失达 50% 以上，此时牙周组织再生能力不足，应为意向性牙再植术的非适应证。此外，由于颊舌侧皮质骨板或根分叉区牙槽骨缺损，以及牙体大面积缺损无法修复、患者年龄等因素均对意向性牙再植术的远期疗效有显著影响，在临床病例选择时亦应综合考虑。

自体牙移植的优点在于其具有牙周支持组织且能与牙槽骨生长发育相匹配。通常情况下，具有开放根尖孔的未成熟恒牙具有足够的血液供应和干细胞来促进移植后牙齿的牙髓血运重建，诱导牙根持续发育和维持牙髓活力；同时对于根尖孔已发育完全的成熟恒牙移植病例报道亦愈来愈多，且均具有较高的成功率。近年，随着计算机辅助快速成型（computer-aided rapid prototyping，CARP）和3D打印导板技术的应用，术前分析有助于根据受区牙形态选择最合适的供体牙，还可以在术中显示理想的3D位置和所需的牙槽骨尺寸，最大限度地减少牙齿的离体时间和拟合次数，提高供体牙与受区牙槽骨窝洞间的密合度，减少对牙周韧带产生的医源性损伤，提高牙移植术的成功率。此外，由于自体牙移植更易于维护牙龈的解剖形态，获得令人满意的美学修复效果，该技术已被认为是年轻患者缺牙区修复的一种有效方式。然而，这种技术不适用于有心脏疾病、口腔卫生状况欠佳、依从性差和牙槽骨骨量不足等情况的患者。因此，对于存在牙早失的儿童和青少年患者，建议在实施自体牙移植术前通过多学科会诊仔细评估患者需求，包括是否有正畸治疗要求、是否需要通过移植前正畸治疗以恢复可能已经丧失的缺牙间隙，以及作为正畸治疗计划的一部分，其供体牙是否可用于移植等。

（三）临床疗效评价及成功率

牙再植术临床疗效的评价分为短期评价及半年以上的长期疗效评价。短期评价内容包括评估牙的临床症状是否改善，如疼痛是否减轻或消失、牙龈窦道是否愈合等；同时应评估患牙拔除过程对牙周组织损伤的愈合情况，如牙龈是否红肿、咀嚼功能是否良好，以及牙齿是否松动、有无叩痛、压痛等。判定为成功的疗效标准包括患牙无症状和体征、咬合功能正常；临床检查牙龈无红肿、无明显退缩、无叩痛、不松动；根尖片显示患牙根尖周透射影缩小甚至消失、无新生病变，牙根未见吸收。

目前，大多数意向性牙再植术研究主要基于临床和影像学检查评估手术的成功率。由于该手术涉及拔牙、根尖外科及根管充填等多个操作流程，同时可使用的充填材料种类较多，目前尚缺乏统一的治疗标准，因此文献所报道的手术成功率并不一致。近年随着牙科材料与微创技术的飞速发展，尤其是口腔手术显微镜与生物陶瓷材料在根管外科中的广泛应用，意向性牙再植术的临床成功率得到了显著提升。最近一项系统性分析显示意向性再植术后患牙存留率达89.1%。然而，亦有研究证实，随着随访时间延长，意向性再植牙的存留率从6～12个月的80%～90%逐步降低，直至术后第48个月达到稳定状态（约60%）。这就提示，意向性牙再植术是牙髓根尖周病患牙保存治疗手段的有益补充及最后一道防线，但对于存在复杂牙髓根尖周感染的患牙，口腔中持续的生理功能负载会影响其使用寿命。因此，对于意向性牙再植术后患牙，应避免早接触，同时尽可能减轻其咀力负担。此外，值得注意的是，在众多有关意向性牙再植的文献报道中，仅有少数研究严格遵循了由Kim和Kratchman所提出的现代显微牙髓外科治疗原则，即口腔手术显微镜、超声设备、微创手术器械和良好生物相容性根尖倒充填材料的应用。更具体地说，包括显微镜下至少 3 mm 的根尖切除术、3 mm 根尖倒预备与倒充填，以及采用亚甲基蓝染色对根尖及峡部进行细致观察，准确判断有无根裂和遗漏根管的存在。传统根尖手术技术成功率约为 40% ~ 90%，与之相比，符合现代牙髓外科治疗原则的显微根尖手术，其成功率有了明显提升（85% ~ 96.8%）。因此笔者认为，在意向性牙再植术中应用现代显微根管外科技术、统一治疗标准有望进一步提高再植术成功率。

与意向性牙再植术相似，多项回顾性和前瞻性队列研究显示，自体牙移植术后牙齿的存留率从 80% 至 100% 不等，而且无论移植牙牙根是否发育完全，其在自体牙移植术后均可获得良好的存留率和成功率。故目前认为，自体牙移植术是一项修复因外伤或龋坏等原因导致前牙、第一或第二磨牙早期缺失病例的可靠且有效的治疗手段。

（四）愈合方式及预后影响因素

牙再植术后的愈合方式主要有以下 4 种可能：①牙周膜性愈合：是最理想的愈合方式；②表面吸收愈合：是指牙根表面、牙周膜局限性损伤，经邻近未损伤的牙周膜修复形成，单纯的表面吸收具有自限性，可由新生的牙骨质、牙周膜形成再附着修复；③炎性吸收：临床表现为根尖片上的牙根透光影，有时在数年后在牙颈部观察到炎性吸收，其发生往往是由于患牙体外保存方法不当或时间过长所致，可表现为牙松动，牙龈红肿等；④牙固着性粘连与替代性吸收：当牙周膜出现严重损伤，尤其是最内层的牙周膜细胞受到广泛损伤时，会出现牙根与牙槽骨直接接触，导致牙骨质和牙槽骨的融合，从而在二者之间形成骨性修复，即牙固连。目前认为，牙根表面保留牙周膜的完整性及活力是保证愈合最重要的因素。为保护好牙周组织，在牙再植体外操作过程中严禁用器械或手触及牙根，且患牙拔除过程中钳喙固定在釉牙骨质界处，以防操作时拔牙钳滑脱伤及牙周组织。

牙再植术的预后影响因素主要包括牙周组织状况、术中操作、根端倒充填材料及术后并发症等。有研究数据表明，牙周探诊深度减少有助于术后患牙的存留及健康牙龈的形成，而探诊深度大于 6 mm 则与术后并发症发生密切相关。然而，由于术后 1 ~ 2 个月内牙齿周围新结合上皮尚未完全形成，为避免探诊对牙周组织与牙齿之间的结合造成损伤，目前认为至少在术后 2 个月内不应进行牙周探诊检查。

牙根外吸收与替代性吸收是牙再植术的常见并发症，发生率分别为 3% ~ 4.9% 和 0 ~ 7%。口外操作时间是影响牙再植术后患牙远期预后的关键因素。研究证实，牙周膜细胞可在体外存活 15 ~ 20 min，而且有关外伤后牙脱位的研究显示，30 min 内完成再植有助于保存牙周膜细胞的活力，获得 90% 以上的成功率。反之，离体时间超过 15 min 会使牙根吸收等术后并发症发生率增加 1.7 倍，降低再植术后患牙的存留率。因此，在牙再植术的整个治疗过程中，理应兼顾清创与牙周保存。尽可能缩短牙离体操作时间对于维护牙根表面牙周膜细胞活力、促进根周愈合，以及预防术后牙根吸收具有重要意义。值得注意的是，替代性牙根吸收在非炎症环境下是非常缓慢的过程。即使发生替代性牙根吸收，在无临床症状的情况下患牙亦可在口腔内继续保留长达 5 ~ 20 年，直至牙根完全被牙槽骨代偿性替代，牙自然脱落。除上述因素外，牙再植术后的愈合过程还受根尖倒充填材料性能的影响。近年随着材料学的发展，生物陶瓷材料因具有稳定的封闭性能、根尖组织诱导再生能力和良好的生物相容性，已取代传统的银汞合金用作根尖倒充填的材料。

（五）临床操作管理

1. 术前准备

（1）签署手术知情同意书

在治疗开始前，医生应与患者充分沟通，告知完整的治疗流程与可能存在的手术风险，以及不治疗或选择其他治疗方案如拔除患牙后种植牙修复的风险，确保患者对病情与治疗方案的选择具有知情权，获得患者的同意并签署知情同意书。

（2）影像学检查

术前影像学辅助检查有助于医生明确牙冠、牙根、牙周、根尖周病变，以及患牙与周边组织的解剖特征等情况。根尖片是牙体牙髓病临床诊断中最为常用的影像学技术，然而根尖片应用二维影像技术对三维物体进行成像，所获取的术区图像资料具有局限性，会导致低估病情的严重性，尤其是在后牙区。因此，对于传统治疗无法控制感染的复杂病例，再植术前应常规拍摄小视野的 CBCT，以全面准确地评估牙根数目、分布和弯曲情况，避免拔牙引起牙根折断，同时也为术中治疗导板的设计提供影像学参考信息。

（3）术区感染控制

术前检查患牙的牙龈与牙周状态。通常建议术前 1 周行全口龈上洁治和龈下刮治术清除患牙及邻牙的牙菌斑，并使用 0.12% 氯己定漱口水含漱，使其保持健康状态。尽管术前预防性给药对牙再植术后牙周组织愈合的影响尚无定论，对于有先天性心脏病、人工心脏瓣膜、感染性心内膜炎病史的患者，以及行关节手术 3 个月内的患者，建议术前 1 天或手术当天应用青霉素、氨苄青霉素、克林霉素或四环素等抗生素预防感染。值得注意的是，由于四环素类药物的应用可导致年轻患者恒牙变色，故不建议在 12 岁以下患者使用四环素或多西环素。

（4）必要时进行牙髓治疗

在自体牙移植术前，对于牙根未发育完成的年轻恒牙，由于再植术后其牙髓活力有望恢复，故术前无须进行牙髓治疗；但对于根尖已发育完全的成熟恒牙，则建议在再植术前常规完成牙髓治疗。因术前无法获得髓腔入路完善牙髓治疗的供体牙，可以在牙再植术后 2 周内完成牙髓治疗，以防止感染导致牙根吸收。

2. 术中处理

（1）拔牙与牙槽窝的处理

与常规牙拔除术不同，再植术患牙在拔除与体外治疗后，需重新植入牙槽窝内。因此，在确保能完整拔除患牙的前提下，临床上推荐采用拔牙钳微创拔牙，以最大程度地降低拔牙过程对牙体及牙周组织产生的损伤，维护牙周膜细胞的活力和完整性。具体操作包括：将钳喙置于釉牙骨质界上方，避免触及牙骨质表面，必要时也可以考虑在拔牙钳喙下的牙齿上放置湿的无菌纱布，尽可能减少对牙周组织的损伤；随后以轻柔的颊舌向脱位力摇动，同时适当旋转拔出患牙。在此过程中切忌使用暴力，以免牙冠、牙根或牙槽窝骨壁折断，而且不建议使用牙挺以预防术后牙根外吸收的发生。

为了最大限度减少对牙槽窝骨壁牙周组织的损伤，促进术后牙周膜性愈合，对于小范围根尖周肉芽肿可不处理，范围较大者则可在显微镜下采用显微镊或挖器剥离取出，同时避免触及牙槽窝骨壁。此外，在患牙离体操作过程中，建议用湿的无菌纱布保护牙槽窝，以避免唾液等污染。

（2）牙根尖部的处理

在拔除后的整个体外操作过程中，应始终使牙根面保持湿润。通常建议采用浸透Hank's平衡盐溶液或无菌生理盐水的湿纱布包裹并握持牙冠部，又或者用拔牙钳的喙部夹持固定牙冠，同时使用注射器间断冲洗牙根，以确保牙周膜细胞保存最大程度的活力，降低再植后发生牙根吸收的风险。

如前所述，牙再植术应严格遵循现代显微牙髓外科治疗原则，强调显微镜下应用超声设备和微创手术器械清除患牙根尖部感染病灶。具体包括：①采用高速手机和裂钻垂直于牙根长轴切除根尖 3 mm，去除 98% 以上的根尖分歧和侧支根管；②用亚甲基蓝染色后对根尖和峡部进行细致观察，准确判断有无穿孔、根裂、侧副根管或峡部等特殊解剖结构的存在；③采用专用的手术超声工作尖或者高速手机的车针沿根管走向制备至少3 mm 深的 I 类洞型，注意在此过程中应避免对侧壁施加过大压力，以防止预备过程中微裂纹的产生；④采用具有良好生物相容性的生物陶瓷材料对倒预备窝洞进行严密充填，诱导根尖周组织再生。

（2）牙复位与固定

在体外完成患牙的根尖部切除、倒预备与倒充填后，将牙齿沿牙长轴方向重新植入牙槽窝内，轻轻按压就位，同时用手指轻按压患牙颊舌侧骨板复位。为确保患牙完全就位，可在其咬合面放置一个无菌棉球，嘱患者轻轻咬合 5 min。固定前可拍摄根尖片确认牙位置，如果植入后位置明显适合，也可省略此步骤。

再植术后牙稳定性对减少术后并发症发生、促进愈合具有重要作用。当复位后牙足够稳定时，采用手术缝线十字交叉悬吊在牙咬合面上固定即可；但对于松动度在 II 度及以上的牙，则需采用牙周夹板固位。一般来说，放置夹板的时间在 7~21 天。在牙稳定性不足的情况下，使用不超过 0.4 mm 直径的柔性钢丝夹板固定 2 周，允许牙具有一定生理动度从而降低发生替代性骨吸收的风险。如果由于再植或移植牙与牙槽窝之间不匹配而存在明显动度，则夹板固定时间可以延长至6周。

3. 术后处理

夹板固定完成后，应调整咬合干扰，并根据具体情况及牙的美观和功能，评估是否需要进行修复治疗。修复性治疗通常在术后6~8周进行。如果手术涉及前牙，应尽快进行美学修复。目前认为，任何存在牙周膜损伤的牙齿在外伤后至少6个月内不应进行正畸牵引。因此，对于意向性再植、外伤脱位再植和自体再植后的牙齿，在再植术后6个月内不建议接受正畸治疗。

由于患牙是完整拔除经口外治疗后再次植入牙槽窝，术后初期牙周组织处于开放创伤状态，因此术后1周内患牙不能咀嚼食物，术后2周内使用0.12%氯己定含漱液漱口，每天2~3次。除患牙及其邻牙外，其余牙应进行常规刷牙和牙线清洁。术后2周、1个月、3个月、半年、1年及之后每年复查随访，尽早发现与处理术后并发症。对于牙根未发育成熟的年轻恒牙，多数情况下自体移植后牙髓活力有望恢复，牙根能够继续发育、根尖孔闭合，无须进行牙髓治疗；但如果出现牙髓病变等症状或体征，应立即完善根管治疗控制感染。虽然目前对于术后是否全身应用抗生素仍有争议，但欧洲牙髓病学会关于抗生素在牙髓治疗中的应用指南表明，根管内局部使用抗生素有助于改善意向性再植、外伤性脱位牙再植和自体牙移植术后的愈合过程，从而获得更为理想的疗效。

（古丽莎）

参考文献

1. COUNSELL L A. Interntional reimplantation of teeth: report of two cases. Oral surgery, oral medicine, and oral pathology, 1964, 18: 681 – 685.

2. MAINKAR A. A systematic review of the survival of teeth intentionally replanted with a modern technique and cost-effectiveness compared with single-tooth implants. J Endod, 2017, 43(12): 1963 – 1968.

3. KAFOUROU V, TONG H J, DAY P, et al. Outcomes and prognostic factors that influences the success of tooth autotransplantation in children and adolescents. Dent Traumatol, 2017, 33: 393 – 399.

4. ALMPANI K, PAGAGEORGIOU S N, PAPADOPOULOS M A. Autotransplantation of teeth in humans: a systematic review and meta-analysis. Clin Oral Investig, 2015, 19: 1157 – 1179.

5. GILIJAMSE M, BAAT J A, WOLFF J, et al. Tooth autotransplantation in the anterior maxilla and mandible: retrospective results in young patients. Oral Surg Oral Med Oral Pathol Oral Radiol, 2016, 122: 187 – 192.

6. PLOTINO G, ABELLA SANS F, DUGGAL M S, et al. European Society of Endodontology position statement: Surgical extrusion, intentional replantation and tooth autotransplantation: European Society of Endodontology developed by. Int Endod J. 2021, 54(5): 655 – 659.

7. TSUKIBOSHI M, YAMAUCHI N, TSUKIBOSHI Y. Long-term outcomes of autotransplantation of teeth: a case series. Dent Traumatol, 2019, 35(6): 358 – 367.

8. Torabinejad M, Dinsbach NA, Turman M, et al. Survival of intentionally replanted teeth and implant-supported single crowns: a systematic review. J Endod. 2015, 41(7): 992 – 998.

9. CHO S Y, LEE Y, SHIN S J, et al. Retention and healing outcomes after intentional replantation. J Endod, 2016, 42(6): 909 – 915.

10. CHO S Y, LEE S J, KIM E. Clinical outcomes after intentional replantation of periodontally involved teeth. J Endod, 2017, 43(4): 550 – 555.

11. KIM S, KRATCHMAN S. Modern endodontic surgery concepts and practice: a review. J Endod, 2006, 32(7): 601 – 623.

12. MARTADHA L, KWOK J. Do autotransplanted teeth require elective root canal therapy? A long-term follow-up case series. J Oral Maxillofac Surg, 2017, 75(9): 1817 – 1826.

13. SEGURA-EGEA J J, GOULD K, ŞEN B H. Antibiotics in Endodontics: a review. Int Endod J, 2017, 50(12), 1169 – 1184.

14. SEGURA-EGEA J J, GOULD K et al. European Society of Endodontology position statement: the use of antibiotics in endodontics. Int Endod J, 2018, 51, 20 – 25.

二、上颌侧切牙畸形根面沟伴牙周牙髓 联合病变的意向性再植

(一) 病例基本情况

患者 35 岁，男性，主诉"右上前牙唇侧脓疱反复发作半年"就诊。患者自诉半年前因脓疱于外院行右上前牙根管治疗后脓疱仍反复发作，因此前来我科就诊。否认外伤史，否认重大系统疾病史和过敏史。临床检查见 12 牙冠变色，唇侧根中部黏膜可见牙龈肿胀，无明显溢脓，腭侧开髓孔充填物完整，未见龋损，腭侧可见起于颈部向牙根方向延伸的潜行沟裂，牙周探诊 PD 约 13 mm，其余位点 PD 约 2 mm，无探痛，叩痛（+），不松动（图 4 - 2 - 1）。根尖片显示 12 已行根管治疗，根尖周及远中根侧方低密度透射影，边界显示不清，与 11 根尖区接近（图 4 - 2 - 2A）。11 电活力测试及对照牙 21，13 均有反应。CBCT 示：12 已行根管治疗，腭侧可疑牙根，未见明显根管影像，根尖周及远中根侧方骨质吸收影像（图 4 - 2 - 2B ~ D）。

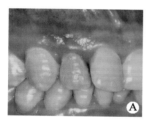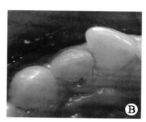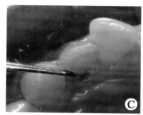

A. 12 唇侧口内照，牙冠变色，根中部黏膜可见牙龈肿胀；B. 12 腭侧口内照，腭侧开髓孔充填物完整，可见起于颈部向牙根方向延伸的潜行沟裂；C. 12 腭侧根面沟牙周探诊 PD 约 13 mm，其余位点 PD 约 2 mm。

图 4 - 2 - 1 12 术前口内照

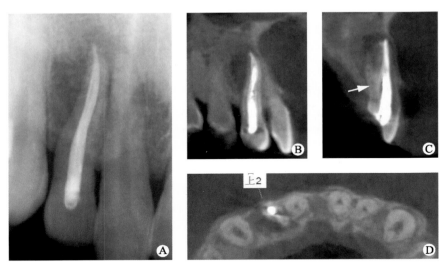

A. 12 根尖片显示 12 已行根管治疗，根尖周及远中根侧方低密度透射影；B. 12 CBCT 冠状位图像见根尖周及远中根侧方骨质吸收影像；C. 12 CBCT 矢状位图像见腭侧可疑牙根，未见明显根管影像（箭头示）；D. 12 CBCT 轴位图像。

图 4-4-2　12 根尖片及 CBCT 检查

（二）病例诊断

1. 12 畸形根面沟和畸形腭根：12 曾于外院进行根管治疗，口内检查 12 腭侧开髓孔充填物完整，可见起于颈部向牙根方向延伸的潜行沟裂，牙周探诊腭侧根面沟处 PD 约 13 mm，其余位点 PD 约 2 mm，CBCT 矢状位图像见腭侧可疑牙根。临床接诊上颌侧切牙患牙时一定要明确初始病因以提供全面准确的治疗方案，在临床检查时容易遗漏腭侧根面沟的探诊，需采用牙周探针仔细探查颊腭侧位点牙周深度，若在腭侧出现潜行沟裂及窄深牙周袋则需考虑畸形根面沟可能，甚至有畸形腭侧牙根可能，根尖片往往无法准确诊断，可结合 CBCT 影像学资料辅助诊断。

2. 12 牙周牙髓联合病变：12 因唇侧脓疱反复发作半年就诊，唇侧根中部黏膜可见牙龈肿胀，根尖片显示 12 已行根管治疗，根尖周及远中根侧方低密度透射影，12 呈慢性根尖周炎表现，11 电测活力正常则排除 11 慢性根尖周炎可能。而 12 牙周探诊腭侧根面沟处 PD 约 13 mm，CBCT 显示腭侧可疑牙根及根尖周和远中根侧方骨质吸收影像，推断有牙周软硬组织缺损，综合临床症状和体征检查诊断为 12 牙周牙髓联合病变。

（三）治疗方案

1. 12 拔除后修复：因 12 畸形根面沟导致感染源难以彻底消除，常规治疗预后不佳，可考虑拔除后种植修复，患者有美观需求要求尽量保留患牙。

2. 12牙周牙髓联合治疗：①显微根管再治疗探查腭侧根管：因CBCT显示12腭侧可疑牙根，根尖周和远中根侧方骨质吸收影像，故可尝试12显微根管再治疗探查腭侧根管；②牙周系统治疗：12腭侧根面沟导致深窄牙周袋内感染及骨质缺损，需进行牙周系统治疗控制感染。

3. 12意向性再植：在显微根管再治疗和牙周系统治疗基础上复查，若12牙龈窦道无法消除时行12意向再植术，尝试保留患牙。

与患者沟通上述治疗方案后选择显微根管再治疗、牙周基础治疗和意向再植术，若治疗失败则再考虑拔除后种植修复治疗。

（四）治疗过程及复查

1. 初诊：12阿替卡因局部麻醉，橡皮障隔离，去除原充填物及根管内牙胶，显微镜下探查未能探及腭侧根管，试尖片显示根尖区偏移（图4-2-3A），根尖段5 mm行iRoot BP Plus根尖屏障修复（图4-2-3B），根管上段热垂直加压牙胶充填，SDR封闭根管口，冠部树脂充填（图4-2-3C）。同期进行12牙周洁治及腭侧牙周袋龈下刮治术。

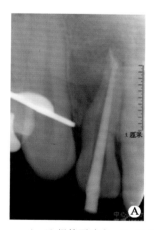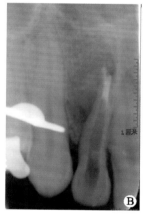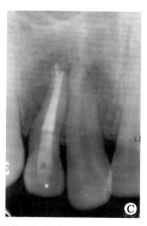

A. 12根管再治疗；B. 12 iRoot BP Plus根尖屏障术；C. 12根管上部充填及冠部封闭。

图4-2-3 12显微根管再治疗过程

2. 复诊：2个月后复查12唇侧黏膜窦道未愈合，拟行12意向再植术，告知患者术前、术中及术后注意事项，签署知情同意书后行意向性牙再植术：上前牙区局麻后拔除患牙并清除肉芽组织，显微镜下检查见12腭侧畸形牙根根尖段细小弯曲，腭侧根面沟延伸至根中份。行主牙根及腭侧牙根根尖切除术，探查主根管根尖屏障固化良好，腭侧根管超声倒预备，磨除腭侧畸形根面沟，清洁根面，iRoot BP Plus充填腭侧根管及腭侧根面沟（图4-2-4A~H）。复位患牙于牙槽窝中；37%磷酸酸蚀，涂布3M single bond粘接剂，用SDR流体树脂行患牙及邻牙邻面粘接固定（图4-2-5A），根尖片显示牙根已就位，腭侧根管倒充填严密（图4-2-6A）。

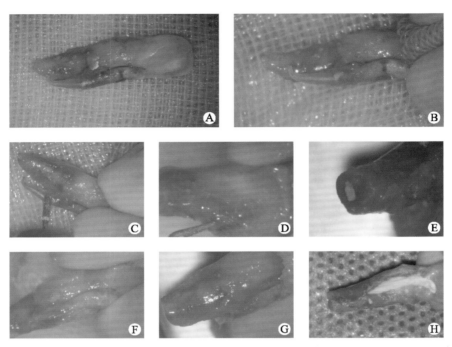

　　A、B. 局麻下拔除 12；C. 切除腭侧畸形牙根；D. 腭侧根管超声倒预备；E. 切除主根管；F. 腭侧根面沟；G. 磨除腭侧根面沟；H. 腭侧根管及腭侧根面沟 iRoot BP Plus 充填。

图 4 – 2 – 4　12 意向再植术过程

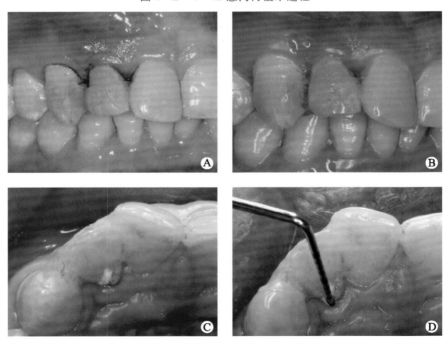

　　A. 12 术后即刻固定；B. 12 术后 1 个月复查唇侧口内照；C. 12 术后 1 个月复查腭侧口内照；D. 12 术后 1 个月腭侧根面沟牙周探诊 PD 约 5 mm。

图 4 – 2 – 5　12 术后口内照

3. 复查：术后 1 个月复诊磨除 12 邻面固定树脂，探查腭侧根面沟探诊深度约 5 mm（图 4 - 2 - 5B ~ D）。术后 3 个月、5 个月复查，患者无自觉不适，12 唇侧窦道消失，牙周探诊恢复正常，根尖片显示根尖区低密度影消失（图 4 - 2 - 6B ~ D）。

术后 15 个月复查口内检查 12 牙龈愈合无明显肿胀，腭侧牙周探诊深度 PD 约 3 mm，更换腭侧颈部 iRootBP Plus 充填材料为树脂材料并抛光（图 4 - 2 - 7）。术后 15 个月根尖 X 线片示根尖周及远中根侧方骨质愈合；CBCT 复查冠状位、矢状位和轴位图像显示 12 根尖周和牙周骨质愈合（图 4 - 2 - 8）。

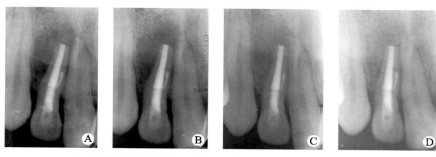

A. 术后即刻；B. 术后 1 个月；C. 术后 3 个月；D. 术后 5 个月。

图 4 - 2 - 6 12 术后根尖片

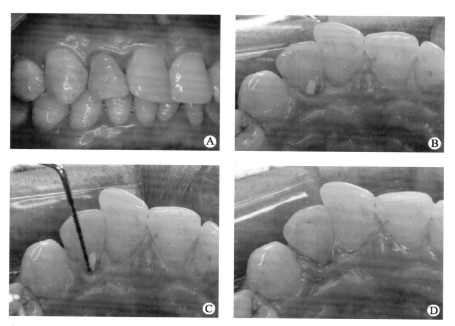

A. 12 术后 15 个月复查口内照颊侧观；B. 12 腭侧观；C. 12 腭侧牙周探诊深度 PD 约 3 mm；D. 将腭侧颈部 iRoot BP Plus 材料更换为 F00 流体树脂材料并修形抛光。

图 4 - 2 - 7 12 术后 15 个月复查口内照

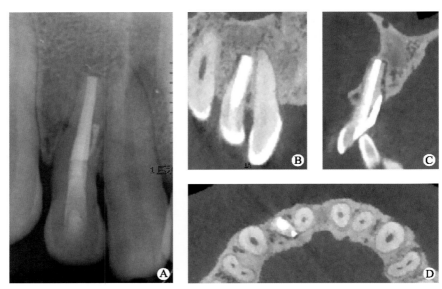

A. 12 术后 15 个月根尖 X 线片示根尖周及远中根侧方骨质愈合；B ~ D. 12 术后 15 个月 CBCT 复查冠状位、矢状位和轴位图像显示 12 根尖周和牙周骨质愈合。

图 4 - 2 - 8　12 术后 15 个月复查根尖 X 线片及 CBCT

（五）小结

畸形根面沟是发生于上颌前牙的发育异常，根面沟一般起始于舌侧窝，越过舌隆突可一直延伸至根尖部。畸形舌侧沟的发生率为 2.8% ~ 8.5%，多见于上颌侧切牙，其发生机制尚未清楚，学者认为可能相关的因素包括：成釉器和上皮根鞘发生最小的折叠，属于一种轻度牙内陷形式。

畸形根面沟是口腔细菌侵入牙周组织的理想通道，导致根尖周组织破坏，进而使牙髓坏死和（或）根尖周炎，以及随之而来的牙周牙髓联合病变。其临床特点具有发生隐匿，诊断困难，发现时常伴有严重牙髓、牙周病损等特点。对畸形根面沟的临床诊断要点包括：①患者的主观症状，患牙可有间歇性钝痛、松动、牙龈肿胀脓疱及咬合痛等；②口内检查，唇腭侧根面凹陷、腭侧窄而深的牙周袋、窦道等，冷热测试及电测试无活力；③影像学检查，X 线片常疑似双根管，根管间可见透射影像，自根尖周向冠方延伸的类圆形或梨形稀疏区；CBCT 显示沟裂挤压髓腔呈 C 形、月牙形或其他规则形态，形成峡部，并伴有牙根唇腭侧骨壁、根尖周骨质的严重破坏。对畸形根面沟导致的患牙病变最有效的治疗方案是彻底消除感染灶并封闭根面沟。

Grossman 于 1982 年提出了"意向性牙再植术"，主要指针对部分常规方法难以治愈的疑难患牙，将患牙完整拔出，经过体外一系列诊断、检查及治疗后再将其植入原牙槽窝，以期达到保存患牙的目的。影响意向性牙再植术成功率的因素有患者年龄、牙根发育程度、体外操作时间、体外保存剂、残存牙周膜细胞数量及分化活性、再植技术及固定方法等。有研究表明，对意向性再植术的成功率最重要的因素是体外操作时间和残余牙周膜的分化活性，若将体外操作时间控制在 15 min 内，并且使用 Hanks 平衡液保持根面为湿润状态，可显著降低牙再植术后根外吸收、根裂等并发症；并且使意向性牙再植术与常规非手术治疗方法和显微根尖手术拥有相近的远期患牙保留率（＞93%）和愈合率（72%~91%）。生物活性材料 iRoot BP Plus 修补沟裂、整平根面，具有良好的边缘封闭性、生物相容性、抗菌性、可操作性，为牙周膜细胞以及成骨细胞提供友好的生长界面，引导牙周膜和骨组织的再生，为后期的预后提供保障。意向性牙再植术耗时较少，且不需特殊材料，与牙周翻瓣术和显微根尖手术等相比更简单易行。整个手术过程为体外操作，可以使根尖倒充填术视野更清晰、操作更完善、患者痛苦较小。

本病例上颌侧切牙的畸形根面沟同时伴随腭侧畸形牙根，初次根管治疗及再治疗均未能通及腭侧根管，根面沟处骨质吸收达根尖区域，若采用腭侧翻瓣显微根尖手术难度较大，且无法彻底消除根面沟处感染，因而采用意向再植术可在短时间内同时彻底清理主牙根根尖区、腭侧根管和根面沟的感染，是该患牙的最理想的治疗手段，术后复查也达到了满意的愈合效果。

（黄湘雅）

参考文献

1. GOON W W, CARPENTER W M, BRACE N M, et al. Complex facial radicular groove in a maxillary lateral incisor. J Endod, 1991, 17: 244 - 248.

2. EVERETT F G, KRAMER G M. The distolingual groove in the maxillary lateral incisor: a periodontal hazard. J Periodontol, 1972, 43: 352 - 361.

3. KISHAN K V, HEGDE V, PONNAPPA K C, et al. Management of palatal radicular groove in a maxillary lateral incisor. J Nat Sci Biol Med, 2014, 5: 178 - 181.

4. SIMON J H, DOGAN H, CERESA L M, et al. The radicular groove: its potential clinical significance. J Endod, 2000, 26: 295 - 298.

5. TAN X, ZHANG L, ZHOU W, et al. Palatal Radicular Groove Morphology of the Maxillary Incisors: A Case Series Report. J Endod, 2017, 43(5): 827 - 833.

6. YAN B, SUN Z, FIELD H, et al. Etiologic factors for buccal and palatal maxillary canine impaction: a perspective based on cone-beam computed tomography analyses. Am J Onhod Oentofacial Orthop, 2013, 143 (4): 527 - 534.

7. GROSSMAN L. Intentional replantation of teeth: a clinical evaluation. Am Dent Assoc, 1982, 104(5): 633 - 639.

8. GARRIDO I, ABELLA F, ORDINOLA-ZAPATA R, et al. Cornbined endodontic therapy and intentional replantation for the treatment of palatogingival groov. J Endod, 2016, 42(2): 324 - 328.

9. CHO S Y, LEE Y, SHIN S J, et al. Retention and healing outcomes after Intentional replantation. J Endod, 2016, 42(6): 909 - 915.

10. JANG Y, LEE S J, YOON T C, et al. Survival rate of teeth with a C-shaped canal after intentional

replantation: a study of 41 cases for up to 11 years. J Endod, 2016, 42: 1320 - 1325.

11. CHO S Y, LEE Y, SHIN S J, et al. Retention and healing outcomes after intentional replantation. J Endod, 2016, 42: 909 - 915.

12. DE-DEUS G, CANABARRO A, ALVES G G, et al. Cytocompatibility of the ready-to-use bioceramic putty repair cement iRoot BP Plus with primary human osteoblasts. Int Endod J, 2012, 45: 508 - 513.

13. 黄定明, 李继遥, 徐欣. 意向性牙再植术的临床管理. 中华口腔医学杂志, 2018, 53(6): 392 - 397.

14. 谭学莲, 张岚, 黄定明. 意向性牙再植术治疗上颌侧切牙畸形舌侧沟 1 例. 华西口腔医学杂志, 2018, 35(4): 448 - 452.

三、上颌中切牙外伤后全脱位的序列治疗

(一) 病例基本情况

患者 17 岁, 女性, 因"右上颌中切牙外伤脱落 1 周"就诊。患者诉 1 周前进行户外运动时, 因羽毛球拍意外击打致右上颌中切牙完全脱出, 并致下唇黏膜轻微撕裂。患者以干燥卫生纸巾包裹脱落牙, 3 小时后就诊于我院急诊科, 行前牙再植固定及下唇黏膜清创止血治疗。术后根尖片检查显示 11 就位良好, 牙槽窝骨壁光滑连续, 未见明显骨折影像。急诊开具头孢克肟口服一周, 现无明显疼痛, 遵医嘱转诊我科。口内检查见全口卫生状况良好, 牙列无明显拥挤, 12～22 弹力纤维 - 复合树脂夹板固定, 咬合无明显异常。下唇软组织损伤处基本愈合。11 较邻牙略伸长且唇侧倾斜, 患者自觉与外伤前位置变化不大, 不松动, 叩诊不适, 电测及冷测无反应。唇、腭侧龈缘水肿, 探诊出血 (图 4 - 3 - 1)。余牙无明显异常。CBCT 显示 11 根尖发育完全, 牙周膜腔连续, 根尖周无明显低密度影 (图 4 - 3 - 2)。

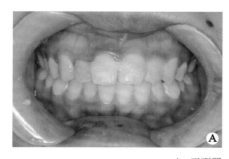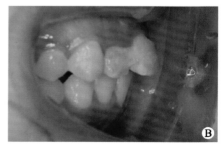

A. 正面照；B. 侧面照。

图 4 - 3 - 1 患牙第一次就诊口内照

(二) 病例诊断

11 撕脱性损伤: 牙撕脱性损伤, 又称牙完全脱位, 是指在外力作用下, 牙齿完全从牙槽窝脱出, 导致牙髓血运中断, 牙周膜细胞暴露于体外的牙外伤类型, 常伴有牙骨质

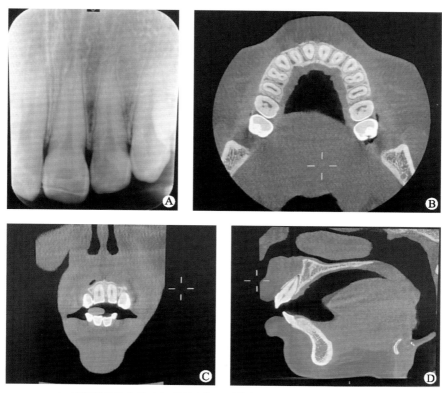

A. 再植后根尖片显示 11 就位良好，牙槽窝骨壁光滑连续，无骨折影像；
B～D. 根管治疗前患牙的 CBCT 轴位（B）、冠状面（C）及矢状面（D）。

图 4-3-2　患牙再植后影像学检查

及牙槽骨损伤。撕脱性损伤是最严重的牙外伤类型之一，占所有牙外伤的 0.5%～16%，好发于上颌牙，尤其以上颌中切牙最为多见。本例患牙具有明确的外伤史，于急诊科就诊时患牙完全脱出，牙槽窝空虚，可诊断为"11 撕脱性损伤"。

（三）治疗方案

11 可选择的治疗方案如下。

1. 11 再植后根管治疗：对于恒牙撕脱性损伤，首选的治疗方法是尽早进行再植以增加牙周膜愈合的可能，减少并发症的发生，并在再植后两周内进行根管治疗以进一步保存患牙。该治疗方法的优点在于可保持牙槽骨的轮廓形态、宽度和高度，维持患者的美观和咬合功能，维护患者的身心健康。此外，牙再植治疗还可以促进未成年患者颌骨及面部的发育，有利于日后可能的修复治疗。缺点在于再植的撕脱牙长期存留的可能性偏低，后期可能因并发症严重以至无法保留。而且本患者就诊时脱位牙已在体外干燥保存 3 小时，推测牙周膜已基本坏死，远期易发生外吸收，预后不一定理想，且再植后牙髓血运重建的概率极低，故需及时进行根管治疗，防止根管内坏死组织及残余微生物经牙本质小管进一步影响患牙牙周膜的愈合。

2. 11 修复治疗：对于牙根发育成熟的完全脱位恒牙，若患者罹患严重的系统性疾病，或因心理/精神因素无法配合治疗，或脱位患牙保留价值较低，如患有严重的龋病或牙周病时，可不考虑再植治疗，直接修复牙列缺损。本例患者既往体健，否认系统病史及流行性病史，医从性良好；且患牙未见明显损伤、龋坏及牙周病损，因此该方案暂不作考虑。

考虑患者尚未成年，暂不建议行种植或固定修复，且患者及其家属要求尽量保留患牙，急诊科经沟通后，行 11 再植固定，并转诊我科进行进一步诊治。

（四）治疗过程及复查

1. 初诊：11 橡皮障隔离，开髓，探及单根管，无明显渗出，拔髓不成形，通畅根管，测定工作长度 WL = 25 mm，机动 NiTi M3 预备至 #40/04，1% 次氯酸钠溶液冲洗，超声荡洗，干燥，封入三联抗生素糊剂，暂封膏暂封。

2. 第一次复诊：1 周后复诊，患者无明显疼痛。临床检查见弹力纤维 - 复合树脂夹板不松动，无移位、脱落。11 暂封物存，叩诊无不适，周围牙龈粉红质韧，探诊深度 1 mm，无出血。拆除固定夹板，清洁牙面，检查见 11 呈生理性动度，咬合正常。

3. 第二次复诊：4 周后复诊，患者无明显不适。检查见 11 切端咬合较 21 降低，暂封物存，叩诊无不适，不松动。根尖片示 11 根尖周无明显炎症吸收征象（图 4 - 3 - 3）。橡皮障隔离 11，去除暂封物后，1% 次氯酸钠溶液冲洗，超声荡洗去尽糊剂，干燥，Apexcal 糊剂行根管封药，暂封膏暂封。

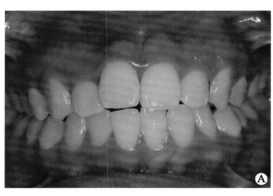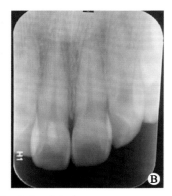

A. 唇侧口内照 B. 根尖片示 11 根尖周无明显炎症吸收征象。

图 4 - 3 - 3　第二次复诊

4. 第三次复诊：2 个月后复诊，患者无明显不适。检查见 11 位置较 2 个月前无明显变化，暂封物存，叩诊无不适，不松动。橡皮障隔离 11，去除暂封物后，超声荡洗去尽糊剂，干燥，iRoot SP 糊剂结合单尖充填技术充填根管，FOO 流体树脂封闭根管口，玛吉斯特树脂充填开髓孔，调𬌗，抛光。术后即刻根尖片示 11 根充恰填（图 4 - 3 - 4）。

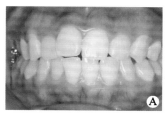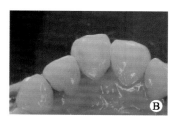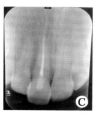

A、B. 充填修复术后唇侧（A）、舌侧（B）口内照；C. 充填修复术后即刻根尖片。

图 4 - 3 - 4　第三次复诊

5. 第一次复查：患者因去外地上学，8 个月后复诊，患牙无明显不适。检查见口腔卫生状况良好，未见明显牙石、软垢。11 唇面少许色素沉着，无叩痛，叩诊有金属音，不松动，牙龈色形质无异常。根尖片示 11 根尖牙周膜腔间隙较前减小，近中疑似凹坑状透射影（图 4 - 3 - 5）。清洁、抛光牙面，常嘱，嘱择期复查。

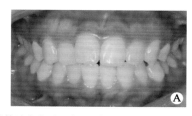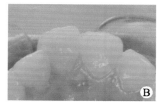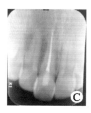

A、B. 根管治疗术后 8 个月唇侧照、舌侧照；C. 根尖片示 11 根尖牙周膜腔间隙较前减小，近中疑似凹坑状透射影。

图 4 - 3 - 5　根管治疗术后 8 个月复查

6. 第二次复查：16 个月后复诊，患者无不适。检查见口腔卫生状况良好，11 无叩痛，叩诊有金属音，不松动，牙龈色形质无异常。根尖片示 11 根尖牙周膜间隙较前无明显改变（图 4 - 3 - 6）。常嘱，嘱择期复查。

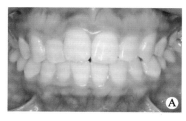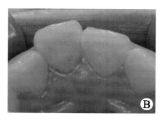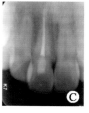

A、B. 根管治疗术后 16 个月唇侧、舌侧口内照；C. 根管术后 16 个月根尖片。

图 4 - 3 - 6　根管治疗术后 16 个月复查

（五）小结

本病例为典型的外力撞击致右上颌前牙撕脱性损伤。对于此类病例，即刻再植以尽量增大牙周膜愈合的可能性是公认的最理想的治疗方法。然而，由于客观原因的限制，以及公众对牙外伤应急处理知识的匮乏，患者易错过最佳治疗时机，或是因前期不当操作对患牙的预后造成不良影响。本病例在患牙完全脱出 3 小时后方才就诊，此时脱位牙已在干燥条件下保存 60 min 以上，这将严重损伤患牙牙周膜细胞活性，从而影响其再植后的牙周膜愈合。研究表明，牙周膜细胞的生物活性状态取决于患牙体外储存时长及储存方法。干燥保存对牙周膜细胞的损伤最为严重，体外干燥时间达 60 min 时，几乎所有的牙周膜细胞均不能存活。由于坏死的牙周膜无法再生，本例患牙再植后远期预后较差，易出现骨粘连性牙根吸收（骨替代性吸收）。然而，考虑到患者尚处于颌骨发育期，再植撕脱牙有利于暂时维持患者口颌面部的美观和功能，为未来进一步治疗提供可能性。若后期患牙出现严重并发症无法保留，可经相关学科会诊评估后，选择适当时机拔除。鉴于此，再植术前应与患者及其家属进行良好沟通，充分告知其患牙病情、治疗方案及可能预后，取得理解及同意后，再进行治疗。

以轻微指压的力量缓慢再植撕脱牙后，选用适当的夹板进行固定，不仅可稳固患牙促进其愈合，还能提高患者舒适度，改善其咀嚼功能。此外，牙固定术还有利于减少由于咬合和固定不佳对患牙造成的再度损伤。弹力纤维 - 复合树脂夹板是广泛用于牙外伤固定治疗的弹性夹板，其纤维柔顺，透明光滑，易贴合牙面且较为美观。值得注意的是，使用弹力纤维 - 复合树脂夹板固定时，应使复合树脂和粘接剂远离牙龈边缘和邻间隙，以避免菌斑残留，引起继发感染，同时使患者易于清洁。再植固定后，术者还需进行详细的临床检查及影像学检查，确认再植牙的位置是否正确。根据国际牙外伤协会（International Association of Dental Traumatology，IADT）关于恒牙撕脱伤的治疗指南，本例患牙可在使用弹性夹板固定 2 周后复诊拆除。若对颌牙对患牙造成过度咬合，或患牙复位欠佳，夹板固定则需延长 1 周。故术者在磨除夹板后，还应注意咬合情况的检查，评估是否需延长固定时间。

撕脱恒牙完成再植并固定后，需对患牙牙根的发育程度及牙周膜细胞的活力状态进行综合评估，从而决定进一步的治疗方案。本例撕脱患牙牙根发育完全，根尖孔闭合，且因离体时间较长，牙髓组织及根面牙周膜组织活力受到显著影响，再植后极难自行重建牙髓血运，故需及时进行根管治疗。IADT 指南指出，对于口外干燥时间超过 60 min 的成熟恒牙，需在再植后 2 周内开始根管治疗。美国牙髓病医师协会的牙外伤诊疗指南则建议在再植前或再植后 7~10 天进行根管治疗。本例患牙转诊我科时，距其再植时间已达一周，此时患牙电测及冷测均无反应，故术者经与患者沟通后，开始根管治疗。根管治疗应在橡皮障隔离下进行，以避免进一步感染。为避免操作时造成再植牙的进一步损伤，可将橡皮障夹置于健康邻牙上。考虑到撕脱患牙再植后，坏死的牙周膜组织可导致局部炎症的发生，加之根面牙骨质可能因创伤出现局部缺损，根管内残余微生物及其毒性产物可通过暴露的牙本质小管到达牙根表面，进一步加剧局部炎症，引发炎症性外吸收。据文献报道，在根管治疗早期使用序列封药对预防撕脱牙炎症性吸收的发生具有一定效果，建议术者在根管预备后，先封入抗生素与类固醇激素混合物 Ledermix 糊剂 6

周，经根尖片检查显示患牙根尖周无明显吸收征象后，继续换用 Ledermix 与氢氧化钙类糊剂 1∶1 混合继续封药 6 周，检查患牙根尖周无明显吸收征象后再更换为氢氧化钙类糊剂 6 周，之后再进行根管充填，以期尽量改善撕脱患牙的预后。然而实际临床操作时尚无 Ledermix 糊剂，上述方案对患者的依从性要求也较高，因此本病例仅采取了调拌的抗生素糊剂和 Apexcal 糊剂各封药 4 周后再进行根管充填，18 个月观察无炎症性吸收，替代性吸收亦无明显进展。

撕脱牙再植后，应在 2 周（拆除固定夹板时）、4 周、3 个月、6 个月、1 年时进行复查，此后每年复查一次，直至追踪随访 5 年。每次复查需对再植患牙进行临床检查和影像学检查，以确定再植牙每个阶段的治疗效果和预后。对于干燥 60 min 以上的延迟再植恒牙，骨粘连性牙根吸收几乎是不可避免的。由于大部分牙周膜组织的坏死，撕脱牙再植后，根面牙骨质、牙本质逐渐被吸收并被骨组织替代，组织学检查可见牙周膜间隙消失，牙槽骨与牙根表面融合，形成骨性粘连（强直）。临床则表现为患牙无生理动度，叩诊时有特殊的金属样敲击音；影像学检查显示患牙牙周膜影像消失。骨粘连性牙根吸收最早可发生于再植后 2 个月，且通常年轻患者的吸收相比年长者更为迅速。本例患牙在再植术后 1.5 个月时切端较相邻中切牙咬合降低，8 个月及 16 个月复诊时，临床检查无叩痛，叩诊有金属音，无异常松动，术后 8 个月时根尖片显示 11 根尖周膜腔间隙较前减小，近中疑似凹坑状透射影，提示已经出现骨粘连。故嘱咐患者坚持复诊，若后期再植牙低咬合进一步加重，可暂时选择去冠术进行治疗，待患者生长发育完成后可考虑种植治疗。

（许喆桢　杜宇）

参考文献

1. FOUAD A F, ABBOTT P V, TSILINGARIDIS G, et al. International Association of Dental Traumatology guidelines for the management of traumatic dental injuries：2. Avulsion of permanent teeth. Dental traumatology：official publication of International Association for Dental Traumatology. 2020, 36（4）：331－342.

2. Recommended Guidelines of the American Association of Endodontists for the Treatment of Traumatic Dental Injuries. Revised 2013.

3. 中华口腔医学会口腔急诊专业委员会. 恒牙外伤牙固定术技术专家共识. 中华口腔医学杂志, 2022, 57（4）：326－333.

4. VERAS S R A, BEM J S P, DE ALMEIDA E C B, et al. Dental splints：types and time of immobilization post tooth avulsion. J Istanb Univ Fac Dent. 2017, 51（3 Suppl 1）：S69－S75.

5. KALLEL I, DOUKI N, AMAIDI S, et al. The Incidence of Complications of Dental Trauma and Associated Factors：A Retrospective Study. Int J Dent. 2020：2968174.

6. SOUZA B D M, DUTRA K L, KUNTZE M M, et al. Incidence of Root Resorption after the Replantation of

Avulsed Teeth：A Meta-analysis. J Endod. 2018，44（8）：1216 - 1227.

8. DE SOUZA B D M, DUTRA K L, REYES-CARMONA J, et al. Incidence of root resorption after concussion，subluxation，lateral luxation，intrusion，and extrusion：a systematic review. Clinical oral investigations. 2020，24（3）：1101 - 1111.

9. ABBOTT P V. Prevention and management of external inflammatory resorption following trauma to teeth. Australian dental journal. 2016，61 Suppl 1：82 - 94.

第五章

数字化导航技术

一、概　　述

数字化导航牙髓治疗是指基于 CBCT、口内扫描、计算机辅助设计与制作（computer aided design/computer aided manufacturing，CAD/CAM）、实时追踪等数字化技术设计虚拟入路，在三维打印导板或实时导航设备的辅助下进行精准牙髓治疗，旨在精确、安全、高效地去除牙体组织或病变组织，减少医源性损伤的发生，最大限度保留健康牙体结构和提高患牙远期存留率。数字化导航技术包括静态导航技术（static guided endodontics，SGE）和动态导航技术（dynamic guided endodontics，DGE），前者需要打印导板引导临床操作，后者则利用运动追踪技术进行实时引导。两种技术逐渐被应用于根管治疗、根管再治疗、显微根尖手术、自体牙移植等，为牙体牙髓病的诊疗提供了新的思路和治疗模式。

（一）发展概况

1. 静态导航牙髓治疗

静态导航技术是指融合术前 CBCT 图像和口内扫描数据重建口内模型，运用 CAD/CAM 设计制作三维打印导板，术中通过导板引导车针的角度、方向和深度，进行根管定位、去骨、根尖切除等，实现精准牙髓治疗。

2007 年，Pinsky 等率先在体外使用 CBCT 结合 CAD/CAM 制作而成的三维打印导板实施离体下颌骨前磨牙和磨牙的根尖手术，并与自由手根尖手术对比定位根尖的准确度。2016 年，Krastl 等首次提出导航牙髓治疗（guided endodontics）这一概念，并将该理念运用于牙髓钙化患牙的根管治疗。为保留更多的健康牙体组织，2018 年，Connert 等选择直径为 0.85 mm 的小号车针在 SGE 引导下行下颌中切牙钙化根管开髓，并将该技术命名为显微导航牙髓治疗（microguided endodontics）。2018 年，Giacomino 等提出了靶向显微根尖手术（targeted endodontic microsurgery，TEMS）的概念，利用手术导板和环钻顺利完成了上颌磨牙和下颌第二前磨牙的根尖手术，实现了精准去骨、切除根尖及病变组织的一体化。迄今为止，该技术已应用于钙化根管、形态异常患牙髓腔入路的建立和显微根尖手术等。

2. 动态导航牙髓治疗

动态导航技术是指利用光学系统追踪手术器械及患者口内的固定装置计算患者与手术器械的相对位置关系，在软件图像坐标系中实时更新坐标和位置引导手术器械的定位操作。

动态导航技术在临床的应用起源于神经外科手术，2000 年被引入口腔医学领域，率先应用于口腔种植手术，随后扩展到口腔颌面外科、口腔正畸科等学科。2017 年，Sukegawa 等利用动态导航系统实现分离器械的实时定位引导骨开窗，将超出根尖孔进入下颌骨内的分离器械推向患牙的根管冠方，从髓腔中顺利取出分离器械，提示该技术可为取出分离器械提供微创的手术入路。2019 年，Chong 等首次使用动态导航技术对 29 颗模拟根管钙化的离体牙进行根管定位，成功率为 89.1% 。2019 年，Gambarini 等应用动态导航设备辅助完成一例右侧上颌侧切牙的显微根尖手术。随后，动态导航技术逐渐被应用于根管钙化患牙髓腔入路的建立、根管再治疗中患牙根管内纤维桩的去除、根尖手术患牙的去骨开窗和根尖切除等。

（二）静态导航技术

1. 操作流程

（1）CBCT 扫描：拍摄 CBCT 获取牙列、牙槽骨、牙根、神经血管等组织的三维形态和结构数据，并以医学数字成像和通信（digital imaging and communication in medicine，DICOM）格式输出数据。CBCT 拍摄过程需保持开口状态。根据导板范围确定扫描视野，全牙列导板推荐 CBCT 视野范围 80 mm×80 mm，上颌磨牙腭根腭侧入路导板的视野范围通常是 60 mm×60 mm；若术区有较大范围引起伪影的修复体，则需扩大视野范围至整个牙弓，以便在图像融合过程中能涵盖清晰的解剖标志点。此外，CT 层间距和体素会影响空间分辨率和成像质量，CT 层间距越大，空间分辨率越低，因此建议使用 0.3 mm 或 0.08 mm 的 CT 层间距；体素越大，模型表面结构越不精确，建议选择较小体素，如 0.076 mm、0.1 mm、0.125 mm。

（2）光学扫描：选择高精度的口内扫描仪将术区的患牙形态和周围组织结构进行数字化转换，亦可使用口外扫描仪或低精确度的 CBCT 扫描印模或者石膏模型采集牙冠和软组织图像。若使用藻酸盐材料制取印模，需立即扫描或者灌注石膏模型；若使用精确度较高、形变率较低的加成型硅橡胶印模材料，则需待其完全聚合后再灌注模型。扫描数据存储为标准曲面细分语言（standard tessellation language，STL）文件。

（3）数据融合：将 CBCT 的 DICOM 图像和口腔内扫描仪的 STL 文件导入计算机设计软件，如 Mimics、coDiagnostix、SimPlant、Galaxis/Galileos 等。根据牙冠重要解剖结构（如切缘、牙尖）进行数据拟合，获得口腔软硬组织三维重建模型。

（4）导板设计：评估患牙及周围组织情况、根尖周病变范围等，利用 3D 设计软件精确设计车针或环钻的深度、直径及角度。选择合适套筒，使其直径与车针或环钻直径相差0.15 mm，车针或环钻的通路应与神经血管等重要结构保持2 mm的安全距离。根据术区情况选择牙支持式、黏膜支持式或骨支持式导板。设计文件以STL格式保存。

（5）导板制作：将导板设计的STL文件导入3D打印机（Objet Eden 260 V，Projet 6000，3 Matic 9.0，Objet 350 Connex 3，3510SD等）进行制作，导板打印后将套筒植入导板的预留位置，车针或环钻应可顺利通过套筒到达指定长度且无过多摩擦感。

（6）口内就位：导板术区就位，检查导板、套筒与口内组织的吻合度。非手术治疗：标记套筒对应的位置，球钻磨除牙釉质层，安放导板，车针于套筒内磨除牙体组织，每次深入2 mm，配合生理盐水大量冲洗，如此反复直至到达预定深度。手术治疗：翻瓣后安放导板，使用环钻去骨，切除根尖和病变组织，其余步骤同自由手操作。

2. 临床应用及精确度评估

（1）根管治疗：对于钙化根管、牙内陷、牙外突（dens evaginatus）等结构，传统的根管治疗主要依靠术者经验和CBCT提供的三维图像指导根管治疗，但无法直接引导开髓与定位根管，治疗过程中发生髓腔入路过度预备、穿孔、根管遗漏、器械分离、根管偏移等并发症的风险增加。与传统的根管治疗相比，SGE可在术前根据CBCT数据设计髓腔入路，术中利用根管定位导板精准引导车针开髓的位置、角度、方向和深度，有效减少并发症的发生。Llaquet等在根管定位导板引导下使用全长21 mm、直径1 mm的金刚砂车针以10 000 rpm的转速对7例根管冠1/3、中2/3或全长钙化的前牙进行开髓，准确定位全部根管，无根管偏移、穿孔等并发症的发生。另一项临床研究显示，使用SGE引导50例根管钙化前牙的开髓，其车针路径均能与根管中心重叠或仅有轻微偏移，且不受患者的年龄、性别、术前治疗状态、根管钙化长度的影响。由于导板的体积厚度及操作要求，需要足够的开口度才能引导磨牙的根管治疗。因此，对于操作空间有限的第二磨牙和第三磨牙或张口受限的患者，需要改良导板中套筒的形态并选用较短如20 mm的车针才能引导开髓，辅助疏通钙化根管。已有学者设计用于磨牙的颊侧开放的半圆柱体套筒（图5-1-1A）或将传统的套筒设计成位于患牙两侧的半圆柱体轨道（图5-1-1B），便于高速手机及车针的顺利就位和根管治疗器械的放入。

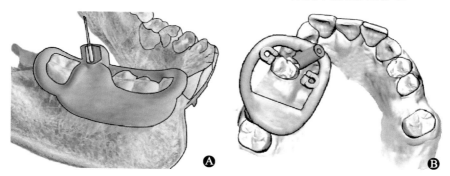

A. 颊侧开放的半圆柱体套筒；B. 位于患牙颊舌侧的半圆柱体轨道套筒。

图5-1-1 改良式套筒图片

牙内陷是在牙发育期间，成釉器过度卷叠或局部过度增殖，深入牙乳头中所致的牙形态发育异常。牙内陷可分为三类（Oehler 分类）：Ⅰ类，内陷仅发生在冠部，不超过釉牙骨质界；Ⅱ类，内陷超过釉牙骨质界延伸到根管内但不与牙周组织相通；Ⅲ类，内陷穿过牙根与牙周膜相通，形成额外的根尖孔或侧方开口。常规的根管治疗难以定位Ⅱ类及Ⅲ类牙内陷患牙的根管位置，且容易过度磨除牙体组织并增加治疗时间，SGE 则可通过导板准确定位牙内陷患牙的根管系统和内陷通道，完成根管治疗。Ali 等根据上颌侧切牙Ⅱ类牙内陷的 CBCT 影像设计直达牙内陷结构的导板，在导板引导下完成内陷处的 MTA 充填，同时设计另一条直达主根管的导板入路，对主根管系统进行清理、成形和充填；亦有报道 1 例Ⅲ类牙内陷伴根尖周炎的上颌侧切牙，术者通过设计 3 个不同方向的导板成功建立髓腔通路，完成根管治疗。

牙外突是由钟状期时成釉器的内釉上皮和牙乳头外间质干细胞过度增殖和折叠突向星网状层所致，常发生于前磨牙的也称畸形中央尖，少数发生于尖牙和切牙。牙外突不仅影响美观，还可能干扰咬合、增加患龋风险，引发牙髓及根尖周病变。尖牙和切牙的牙外突可使用静态导航技术引导根管治疗，术前基于牙釉质突起和根管的影像学资料设计通过釉质突起处直达主根管的入路，术中使用定位板引导车针准确到达根管，可避免因牙形态异常导致自由手操作中产生根管偏移。

精确度是指实际手术入路和虚拟手术入路的重叠程度，是衡量数字化导航技术临床可行性的重要指标。精确度的评估指标包括偏移距离和偏移角度，前者指实际入路中线与虚拟入路中线间的距离，后者指实际入路中线与虚拟入路中线所成的夹角。多项体外研究显示，SGE 与传统的自由手相比精确度更高、操作时间更短。一项体外实验研究比较经验程度不同的术者对根管钙化的切牙分别进行自由手操作和静态导航下开髓的精确度和操作时间，结果显示自由手进行根管定位的成功率（41.7%）显著低于导航组（91.7%），自由手组的牙体平均磨除量和操作时间分别为 49.9 mm^3 和 21.8 min，均明显高于导航组的牙体平均磨除量 9.8 mm^3 和操作时间 11.3 min。此外，与自由手组不同，导航组开髓精确度和治疗时间不受术者经验的影响，表明 SGE 的技术敏感性更低。

（2）根管再治疗：光学放大设备、根管预备器械及根管充填材料的发展使根管治疗的成功率得到明显提升，但微生物因素和医源性因素仍可导致根管治疗的失败，引起根管治疗后疾病。根管治疗后疾病首选的处理方法为根管再治疗，即清理原根管内的充填物或遗漏根管，重新建立根管通路并再次充填。传统的自由手操作在去除旧充填物、重新建立根管通路时容易过多磨除邻近根管口的牙体组织，甚至出现根管偏移、台阶、穿孔等并发症。近年来，SGE 通过设计直达根管口的髓腔入路定位导板，顺利去除根管内充填物，重新建立根管通路，显著减少自由手操作引起的并发症。此外，根管桩是根管治疗后修复牙体缺损的常用方式，纤维桩因其美观性且自身弹性模量与牙本质相似而越来越多地用于根管治疗牙的修复。然而，当患牙因根管治疗失败需行根管再治疗时，如何有效去除纤维桩并尽量保存健康牙体组织是根管再治疗过程中的难点，若处理不当，可导致根折而拔牙。目前 SGE 成为去除纤维桩的一种新方法，不仅提高了治疗的安全性和患牙再次修复的可能性，还能缩短治疗时间。Perez 等报道，在根管定位导板引导下使用全长 22 mm、直径 0.75 mm 的车针可精准去除上颌第一磨牙腭侧根管的纤维桩，暴露根尖段的牙胶。研究显示，静态导航下去除纤维桩的虚拟规划路径与实际钻孔路径在冠部和末端水平的平均偏移分别为（0.39±0.14）mm 和（0.40±0.19）mm，与初次根管治疗中开髓孔冠部和末端的偏移距离相似，提示即使存在冠方充填材料、纤维桩等，SGE 在根管再治疗过程中仍能够获得足够的精确度和安全性，准确引导根管再治疗中根管口的定位。

（3）显微根尖手术：显微根尖手术是指对根管治疗或根管再治疗无法解决的根尖周病变，在口腔手术显微镜辅助下，使用超声器械、显微手术器械、新型倒充填材料等以外科手术方式完成根尖切除、根尖倒预备和倒充填的治疗方法。在牙形态异常、术区毗邻重要神经和血管、下颌后牙区皮质骨厚且完整等情况下，常规的显微根尖手术使用自由手精确定位根尖的难度大，而 TEMS 不仅能精确定位根尖、保护邻近重要组织，还能微创去骨、切除根尖和病变组织，利于术后术区的愈合。国外已有多篇病例报道显示 TEMS 可精准定位根尖，减少去骨量，达到骨板–根尖–病变组织一体化切除效果，并能安全避开重要神经血管，保护上颌窦、腭大动脉及颏神经等邻近解剖结构，有效降低医源性损伤的风险。一项纳入 7 篇定性或定量研究论文的 Meta 分析发现，TEMS 引导根尖切除的偏移量为 0.63～1.47 mm，根尖定位准确率为 96.8%，比传统显微根尖手术的准确率高 27 倍。此外，TEMS 能显著缩短手术时间，并使牙髓专科医师操作更加精准和微创，而对于经验不足的医师，使用导板引导去骨及根尖切除也能取得较高的成功率，提高了显微根尖手术的可操作性。一项 24 例患牙的临床回顾性研究发现，TEMS 术后 1 年成功率为 91.7%，与常规显微根尖手术相当，推测良好的预后与去骨范围小及手术时间较短有关。基于计算机辅助设计和导板引导，TEMS 避免了自由手操作可能导致的过度去骨或根尖切除不佳，去骨、根尖切除和根尖刮治可同步完成，因此具有微创、精确、高效的优点。环钻切除的皮质骨还可作为自体移植物，而切除的组织块保留了骨组织、根尖及软组织间的关系，有助于病因学分析。

目前 TEMS 也在国内多所口腔医学院校进行推广应用，并有相关的临床报道及体外研究，进一步证实 TEMS 的安全性和精确性。随着数字化三维打印技术的发展，静态导航技术在复杂病例的显微根尖手术中将具有更加广阔的应用前景。

（4）自体牙移植：自体牙移植是指将埋伏、阻生或已萌出的牙从原来位置移植到同一个体的另一位置，以修复牙列缺损。手术时间和供牙牙周膜的保护是影响自体牙移植成功的关键因素。传统的移植方法是将供牙直接植入受区牙槽骨，需反复植入和拔出供牙并调整受区才能使供牙顺利就位，容易导致牙周膜损伤及供牙离体时间延长，显著降低移植成功率。2001 年 Lee 等首次将计算机辅助快速原型打印（computer aided rapid prototyping，CARP）技术引入自体牙移植，借助 CARP 获得与供牙形态一致的复制牙，在供牙拔出前使用导板引导预备受区牙槽骨，从而缩短供牙的离体时间，避免反复植入和取出供牙，有效保护牙周膜，为自体牙移植术提供了安全保障。一项回顾性队列研究显示，将 CARP 与 SGE 联合应用于自体牙移植使供牙成功就位的供牙离体时间仅为 (3.75 ± 2.57) min，供牙位置的调整次数为 (2.00 ± 0.86) 次，即使因复制牙和供牙形态差异造成供牙不能一次性成功就位时，供牙离体时间 (7.29 ± 2.57) min 和调整次数 (3.19 ± 0.75) 次有所增加，但供牙离体时间仍短于 15 min 且能取得相仿的成功率。据报道，传统自体牙移植术后 6～90 个月移植牙的成功率和存留率分别是 79%～100% 和 57%～100%，而 CARP 与 SGE 的联合应用能把移植牙的成功率和存留率分别提升至 80.0%～91.1% 和 95.5%～100%。由此可见，SGE 可通过缩短供牙的离体时间，从而提高自体牙移植的成功率和预后，有望成为自体牙移植的有效辅助手段。

在精确度方面，体外研究发现，SGE 引导预备自体牙移植的受区牙槽窝其颈部和根尖偏移分别为 (3.15 ± 1.16) mm 和 (2.61 ± 0.78) mm，偏移角度为 $5.6 \pm 5.4°$，而 SGE 引导根管治疗和根尖手术的车针基底部和尖端平均偏移分别小于 0.21 mm 和 1.47 mm，显著低于引导自体牙移植产生的偏移。另一项体外实验显示，SGE 引导自体牙移植的受区牙槽窝偏移角度和冠部偏移距离与自由手相比无明显差异，根尖偏移距离则显著增大。尽管以上研究表明 SGE 用于自体牙移植产生的偏移大于根管治疗和根尖手术，甚至是自由手操作的自体牙移植，但 SGE 引导自体牙移植成功的关键在于缩短供牙的离体时间，而受区牙槽窝预备及供牙就位的精准度要求低于根管或根尖定位，其偏移大小对移植牙的预后无显著影响，因此 SGE 在自体牙移植中仍具有广阔的应用前景。

（三）动态导航技术

1. 操作流程

（1）数据获取和处理：术区同颌对照牙佩戴配准装置拍摄 CBCT，根据三维重建图像绘制患者颌骨的重要解剖结构。

（2）手术方案设计：根据手术要求，规划钻孔的入口点、角度、路径和深度。

（3）标定和配准：首先将定位器安放在手机上进行标定，确定定位器到钻针尖端的距离和钻针的轴线，并在系统软件上对钻针尖端直径进行调整，再通过标定固定在患者牙列或颌骨上的定位器，确定患者颌骨的空间位置；随后，在 CBCT 重建模型上选择六个标志点，两侧牙弓各三个，将手机装上车针后放置在其中一个参考点上，沿着牙体表面移动，系统摄像头跟踪定位器沿手机移动的路径采集不同的标志点，动态导航系统软件自动记录标志点，使其与 CBCT 扫描得到的牙体表面尽可能匹配，最后随机选取患者口内牙验证配准的准确性。

（4）口内实时操作：利用光学定位仪，通过追踪手术器械和固定于患者同颌对侧牙上的定位器，实时定位和计算手术器械与患者的相对位置关系。操作人员可以实时获得钻针尖端的位置、方向等信息，必要时进行调整或重新设计手术方案。

2. 临床应用及精确度评估

（1）根管治疗：动态导航技术在根管治疗中的应用主要是引导开髓、定位钙化根管等。已有研究报道对一例根尖周病变的右侧上颌第一磨牙行根管治疗过程中发现远颊根管钙化不通，改行 X-Guide 动态导航系统引导下探查根管，最终准确定位远颊根管，完成根管治疗，术后 6 个月患牙根尖周透射影消失。另有学者利用 Navident 动态导航系统对两例牙外伤引起根管中上段钙化的上颌侧切牙进行开髓，顺利完成根管治疗。DGE 在术中能实时监测髓腔入路是否按虚拟入路进行，即使在无套筒规划的路径下操作也可精准定位根管。一项体外研究比较 X-Guide 和 DOM 辅助自由手探查离体颌骨上切牙、尖牙和前磨牙钙化根管的成功率及精确度，发现两种方法定位钙化根管的成功率分别为 96.6%、83.3%，开髓车针末端颊舌向偏移分别为（0.19±0.21）mm、（0.81±0.74）mm，近远中向偏移分别为（0.12±0.14）mm、（0.31±0.35）mm，偏移角度分别为 2.39±0.85°、7.25±4.2°，釉牙本质界水平丧失的牙本质厚度分别为（1.06±0.18）mm、（1.55±0.55）mm，车针末端水平丧失的牙本质厚度分别为（1.18±0.17）mm、（1.47±0.49）mm，操作时间分别为（227±97）s 和（405±246）s，表明与自由手相比，动态导航技术定位钙化根管更精确、高效，牙本质丧失量也更少。亦有研究使用 Navident 导航系统引导 84 颗 3D 打印钙化牙的开髓及根管探查，发现开髓孔处平均水平偏移 0.9 mm，上颌牙（0.97 mm）偏移距离大于下颌牙（0.70 mm）偏移距离，车针末端平均三维偏移 1.3 mm，偏移角度 1.7°，磨牙（1.9°）偏移角度大于前磨牙（1.4°）偏移角度，平均操作时间 57.8 s，提示 DGE 的精确度和效率均较高，但其治疗效果可能受不同牙位、根管长度、上下颌骨等多种因素的影响。因此，术前需综合评估术区患牙情况，对于上颌磨牙较长的钙化根管，术者需要保持钻入点的稳定性、角度和路径，才能保证治疗的安全性和精确性。

（2）根管再治疗：根管再治疗使用动态导航技术可获取车针的深度、方向、路径等实时信息，及时调整车针的深度和角度，避免治疗过程中造成根管台阶、穿孔等风险。Bardales-Alcocer 等使用 Navident 动态系统在 1 例上颌侧切牙不拆除冠部修复体的情况下进行根管再治疗，术前根据 CBCT 数据规划直达根管内纤维桩的直线通路，术中利用 Navident 导航系统引导金刚砂车针遵循虚拟路径穿通氧化锆陶瓷冠建立直达纤维桩的髓腔入路，并使用超声工作尖在实时引导下去除根管内纤维桩，完成根管再治疗。由此可见，在不拆除冠部修复体的情况下，动态导航技术仍能引导精准去除纤维桩，避免过多磨除牙体组织。然而，目前尚无研究报道动态导航技术用于根管再治疗的精准度。

（3）显微根尖手术：利用动态导航技术规划显微根尖手术的微创入路有利于保存更多健康的皮质骨，促进术后愈合。已有病例报道在 X-Guide 系统导航下行左侧下颌第一磨牙的显微根尖手术，使用外径 5.5 mm 的环钻去骨后保留颊侧骨板，关瓣前将骨板复位以促进骨质修复愈合，随访 5 个月即可观察到患牙根尖周病变愈合。另有研究显示，初学者利用 Navident 动态导航系统也能顺利完成上颌右侧切牙的显微根尖手术。此外，国内学者报道使用国产导航系统 IRIS-100 引导 1 例左上侧切牙显微根尖手术的去骨和根尖切除，还能提高患者的舒适度和满意度。

对于根尖毗邻重要解剖结构或术区皮质骨板较厚的患牙，根尖定位和精确去骨是手术中的重点和难点，而动态导航技术为解决这类疑难病例提供了有效手段。Fu 等在迪凯尔 DHC-ENDO1 动态导航系统引导下分别对左下第一磨牙和右上第一磨牙行显微根尖手术，实现精准去骨和根尖切除，其中右上第一磨牙近颊根根尖距离上颌窦仅 1.51 mm，腭根距离颊侧骨皮质 14.53 mm；术后 3 ~ 9 个月复查，所有病例症状消失，愈合良好。因此，动态导航技术引导的显微根尖手术可降低手术风险，减小手术创伤，使毗邻重要解剖结构的根尖不再成为手术禁区，提高了根尖周疑难病例手术治疗的可行性和确定性。

在精确度方面，一项体外研究显示 X-Guide 和 DOM 辅助自由手的显微根尖手术在皮质骨入口处的偏移距离分别为（0.70 ± 0.19）mm 和（2.25 ± 1.28）mm，车针末端偏移分别是（0.65 ± 0.09）mm 和（1.71 ± 0.51）mm，偏移角度分别是 2.54 ± 2.62°和 12.38 ± 13.01°，平均手术时间分别为 212 s 和 536 s；此外，当骨皮质厚度大于 5 mm 时，自由手组的皮质骨入口处和车针末端的偏移距离、偏移角度及手术时间、操作失误率显著增加，这些指标在 X-Guide 组则无明显变化。以上表明，与自由手相比，DGE 在显微根尖手术中具有更高的精确度并有助于缩短手术时间，尤其当皮质骨厚度大于 5 mm 时，这些优势更为明显。

（4）骨内麻醉：牙髓麻醉是减轻患者疼痛和减少术者操作压力的有效措施。对于不可复性牙髓炎的下颌磨牙，常规的下牙槽神经阻滞麻醉效果不佳，麻醉成功率甚至低至20%。牙周膜麻醉作为补充麻醉方式，可提高下牙槽神经阻滞麻醉的成功率，但可能发生牙周膜撕裂、术后疼痛和牙根外吸收等并发症。骨内麻醉是治疗下颌磨牙不可复性牙髓炎最有效的无痛技术之一，成功率达 71% ~ 98%。有学者在 3D 打印的颌骨标本上对比 Navident 导航和自由手行骨内麻醉的安全度，发现自由手组 22% 的注射点存在牙根穿孔，穿孔率与两根距离成反比；动态导航组未见牙根穿孔，车针尖端水平偏移 0.96 mm，垂直偏移 0.70 mm，三维偏移 1.23 mm，二维套筒入口偏移为 0.71 mm，三维偏移角度为 1.36°，以上偏移距离和角度均显著小于自由手组，提示动态导航技术较自由手在骨内麻醉方面具有更高的精确度和安全性，但目前仍缺乏相关的临床报道或临床研究评估动态导航技术引导骨内麻醉的精确性和安全性。

（四）静态与动态导航技术的对比

多项体外实验和临床病例报道已展现出数字化导航技术的优越性。与自由手操作相比，数字化导航技术能精准定位，减少牙体组织损失量及去骨量，缩短操作时间，降低医源性损伤，为应对复杂疑难的牙髓根尖周病提供了切实有效的治疗方式。一项系统回顾及 Meta 分析显示，SGE 和 DGE 定位根管的成功率分别是 98.5% 和 94.5%，两者无显著差异。另一项体外研究对比了 SGE、DGE 和自由手建立髓腔入路的精确度，发现 SGE 和 DGE 在开髓处的冠方偏移、末端偏移和偏移角度均无明显差异，但两个导航组的各项偏移指标均小于自由手组，且自由手组更容易出现根管遗漏和穿孔，表明 SGE 和 DGE 均能准确建立髓腔入路，减少并发症的发生。

与 DGE 相比，SGE 在治疗牙髓根尖周病中具备以下优势：①技术敏感性低，不存在学习曲线，经验不丰富的医师也能实施手术，操作过程中无须额外控制车针的角度、路径；②利用套筒可以准确定位根尖，实现一次性精准去骨、切除根尖及病变软组织；

③患者移动、牙松动等因素等对操作准确度的影响较小。因此，SGE 在临床上适用的范围更广，即使经验不足的医师也可实现牙髓根尖周病的精准治疗。与 SGE 相比，DGE 在开口度受限的患者、后牙区或解剖形态复杂的患牙、多个区患牙需要同时治疗等病例中有更好的适用性，还能在椅旁一次性完成治疗，无须耗费时间等待三维打印工作的完成，也不产生额外费用。两种数字化导航技术各有优势与不足，临床上应根据具体病例选择合适的技术进行个性化治疗。

（五）总结与展望

数字化导航技术作为一种微创、精准、高效的新兴技术，为复杂疑难的牙髓根尖周病提供了切实有效的治疗方法，但现阶段仍存在一些不足，如操作前准备复杂、设备价格昂贵等。此外，数字化导航技术精确度的循证依据有限，尤其是 DGE，尚需更多大样本、前瞻性的临床研究和长期随访观察，方能指导临床实践。

随着口腔医疗数字化技术的发展，未来的 SGE 可根据病损的深度、位置及操作空间等设计个性化的车针，不再局限于固定规格的车针。目前亦有报道使用核磁共振成像（magnetic resonance imaging，MRI）替代 CBCT 成像引导髓腔入路的预备，100 个根管中能成功定位 91 个，平均角度偏差 1.82°，车针基底部平均偏移 0.21 ~ 0.31 mm，车针末端平均偏移 0.28 ~ 0.44 mm，提示 MRI 引导建立髓腔通路并定位根管的成功率及精确度均较高。由于 MRI 不存在电离辐射，可替代 CBCT 用于对电离辐射敏感的儿童的 SGE。另一方面，DGE 应尽量使设备小巧化，减少空间占有率，简化操作流程，其中增强现实（augmented reality，AR）导航能简化和改善动态导航的操作流程，操作者佩戴透视头盔即可看到患者三维模拟图像和导航路径图像的叠加，无须注视显示器便可同时看到手术区域和 3D 导航图像。此外，已有学者将人工智能和机器人手术系统与数字化导航技术结合用于口腔种植术，减少操作者因素的影响，使手术精准度更高，有望成为数字化导航牙髓治疗发展的新方向。

（韦曦　蔡艳玲）

参考文献

1. 杜宇，韦曦，凌均棨. 动静态导航技术在牙髓根尖周病治疗中的应用及展望. 中华口腔医学杂志，2022，57（1）：8.

2. ALI A，ARSLAN H. Guided endodontics：a case report of maxillary lateral incisors with multiple dens invaginatus. Restor Dent Endod，2019，44（4）：e38.

3. ANSSARI MOIN D，VERWEIJ J P，WAARS H，et al. Accuracy of Computer-Assisted Template-Guided Autotransplantation of Teeth With Custom Three-Dimensional Designed/Printed Surgical Tooling：A Cadaveric Study. J Oral Maxillofac Surg，2017，75（5）：925. e1 - 925. e7.

4. BARDALES-ALCOCER J，RAMíREZ-SALOMóN M，VEGA-LIZAMA E，et al. Endodontic Retreatment

Using Dynamic Navigation：A Case Report. J Endod, 2021, 47(6)：1007 – 1013.

5. BUCHGREITZ J, BUCHGREITZ M, BJØRNDAL L. Guided root canal preparation using cone beam computed tomography and optical surface scans-an observational study of pulp space obliteration and drill path depth in 50 patients. Int Endod J, 2019, 52(5)：559 – 568.

6. CHONG B S, DHESI M, MAKDISSI J. Computer-aided dynamic navigation：a novel method for guided endodontics. Quintessence Int, 2019, 50(3)：196 – 202.

7. CONNERT T, WEIGER R, KRASTL G. Present status and future directions-Guided endodontics. Int Endod J, 2022, 55 (Suppl 4)：995 – 1002.

8. D GT, SAXENA P, GUPTA S. Static vs. dynamic navigation for endodontic microsurgery—A comparative review. J Oral Biol Craniofac Res, 2022, 12(4)：410 – 412.

9. DIANAT O, NOSRAT A, MOSTOUFI B, et al. Accuracy and efficiency of guided root-end resection using a dynamic navigation system：a human cadaver study. Int Endod J, 2021, 54(5)：793 – 801.

10. DIANAT O, GUPTA S, PRICE J B, et al. Guided Endodontic Access in a Maxillary Molar Using a Dynamic Navigation System. J Endod, 2021, 47(4)：658 – 662.

11. FU W, CHEN C, BIAN Z, et al. Endodontic Microsurgery of Posterior Teeth with the Assistance of Dynamic Navigation Technology：A Report of Three Cases. J Endod, 2022, 48(7)：943 – 950.

12. GAMBARINI G, GALLI M, STEFANELLI L V, et al. Endodontic Microsurgery Using Dynamic Navigation System：A Case Report. J Endod, 2019, 45(11)：1397 – 1402.

13. GIACOMINO C M, RAY J J, WEALLEANS J A. Targeted Endodontic Microsurgery：A Novel Approach to Anatomically Challenging Scenarios Using 3-dimensional-printed Guides and Trephine Burs-A Report of 3 Cases. J Endod, 2018, 44(4)：671 – 677.

14. HAN S, WANG H, CHEN J, et al. Application effect of computer-aided design combined with three-dimensional printing technology in autologous tooth transplantation：a retrospective cohort study. BMC Oral Health, 2022, 22(1)：5.

15. JAIN S D, CARRICO C K, BERMANIS I. 3-Dimensional Accuracy of Dynamic Navigation Technology in Locating Calcified Canals. J Endod, 2020, 46(6)：839 – 845.

16. JAIN S D, CARRICO C K, BERMANIS I, et al. Intraosseous Anesthesia Using Dynamic Navigation Technology. J Endod, 2020, 46(12)：1894 – 1900.

17. JONAITYTE E M, BILVINAITE G, DRUKTEINIS S, et al. Accuracy of Dynamic Navigation for Non-Surgical Endodontic Treatment：A Systematic Review. J Clin Med, 2022, 11(12)：3441.

18. KRASTL G, ZEHNDER M S, CONNERT T, et al. Guided endodontics：a novel treatment approach for teeth with pulp canal calcification and apical pathology. Dent Traumatol, 2016, 32(3)：240 – 246.

19. LEE S J, JUNG I Y, LEE C Y, et al. Clinical application of computeraided rapid prototyping for tooth transplantation. Dent Traumatol. 2001, 17(3)：114 – 119.

20. LEONTIEV W, BIERI O, MADÖRIN P, et al. Suitability of Magnetic Resonance Imaging for Guided Endodontics：Proof of Principle. J Endod, 2021, 47(6)：954 – 960.

21. LLAQUET PUJOL M, VIDAL C, MERCADé M, et al. Guided Endodontics for Managing Severely Calcified Canals. J Endod, 2021, 47(2)：315 – 321.

22. MENA-áLVAREZ J, RICO-ROMANO C, LOBO-GALINDO A B, et al. Endodontic treatment of dens

evaginatus by performing a splint guided access cavity. J Esthet Restor Dent, 2017, 29(6): 396 – 402.

23. MORENO-RABIÉ C, TORRES A, LAMBRECHTS P, et al. Clinical applications, accuracy and limitations of guided endodontics: a systematic review. Int Endod J, 2020, 53(2): 214 – 231.

24. PEREZ C, FINELLE G, COUVRECHEL C. Optimisation of a guided endodontics protocol for removal of fibre-reinforced posts. Aust Endod J, 2020, 46(1): 107 – 114.

25. PEREZ C, SAYEH A, ETIENNE O, et al. Microguided endodontics: Accuracy evaluation for access through intraroot fibre-post. Aust Endod J, 2021, 47(3): 592 – 598.

26. PINSKY H M, CHAMPLEBOUX G, SARMENT D P. Periapical surgery using CAD/CAM guidance: preclinical results. J Endod, 2007, 33(2): 148 – 151.

27. RAY J J, GIACOMINO C M, WEALLEANS J A, et al. Targeted Endodontic Microsurgery: Digital Workflow Options. J Endod, 2020, 46(6): 863 – 871.

28. RIAD DEGLOW E, LAZO TORRES NZ, GUTIÉRREZ MUÑOZ D, et al. Influence of Static Navigation Technique on the Accuracy of Autotransplanted Teeth in Surgically Created Sockets. J Clin Med, 2022, 11 (4): 1012.

29. SANTIAGO M C, ALTOE M M, DE AZEVEDO MOHAMED C P, et al. Guided endodontic treatment in a region of limited mouth opening: a case report of mandibular molar mesial root canals with dystrophic calcification. BMC Oral Health, 2022, 22(1): 37.

30. STRBAC G D, SCHNAPPAUF A, BERTL M H, et al. Guided Osteotomy and Guided Autotransplantation for Treatment of Severely Impacted Teeth: A Proof-of-Concept Report. J Endod, 2020, 46(11): 1791 – 1798.

31. SUKEGAWA S, KANNO T, SHIBATA A, et al. Use of an intraoperative navigation system for retrieving a broken dental instrument in the mandible: a case report. J Med Case Rep, 2017, 11(1): 14.

32. TORRES A, LERUT K, LAMBRECHTS P, et al. Guided Endodontics: Use of a Sleeveless Guide System on an Upper Premolar with Pulp Canal Obliteration and Apical Periodontitis. J Endod, 2021, 47(1): 133 – 139.

33. VERWEIJ J P, JONGKEES F A, ANSSARI MOIN D, et al. Autotransplantation of teeth using computer-aided rapid prototyping of a three-dimensional replica of the donor tooth: a systematic literature review. Int J Oral Maxillofac Surg, 2017, 46(11): 1466 – 1474.

34. VILLA-MACHADO P A, RESTREPO-RESTREPO F A, SOUSA-DIAS H, et al. Application of computer-assisted dynamic navigation in complex root canal treatments: Report of two cases of calcified canals. Aust Endod J, 2022, 48(1): 187 – 196.

35. ZEHNDER M S, CONNERT T, WEIGER R, et al. Guided endodontics: accuracy of a novel method for guided access cavity preparation and root canal location. Int Endod J, 2016, 49(10): 966 – 972.

36. ZUBIZARRETA-MACHO á, CASTILLO-AMATURE C, MONTIEL-COMPANY J M, et al. Efficacy of Computer-Aided Static Navigation Technique on the Accuracy of Endodontic Microsurgery. A Systematic Review and Meta-Analysis. J Clin Med, 2021, 10(2): 313.

37. ZUBIZARRETA-MACHO Á, MUÑOZ A P, DEGLOW E R, et al. Accuracy of Computer-Aided Dynamic Navigation Compared to Computer-Aided Static Procedure for Endodontic Access Cavities: An in Vitro Study. J Clin Med, 2020, 9(1): 129.

二、下颌前磨牙根尖囊肿的数字化静态
导板辅助显微根尖手术

（一）病例基本情况

患者35岁，女性，主诉右下后牙牙龈脓疱反复发作半年就诊。患者自诉多年前曾行右下后牙根管治疗及冠修复，近半年前出现右下后牙牙龈脓疱反复发作，前来我科就诊。否认外伤史，否认重大疾病史、系统疾病史和过敏史。临床检查（图5-2-1A、5-2-1B）见45和46冠修复体边缘密合，45和46间近根尖处见牙龈窦道少许溢脓，45叩痛（＋），46叩痛（－），45和46均无松动，牙周探诊未见明显牙周袋，PD约2~3 mm。根尖片显示45和46已行根管治疗及桩核冠修复，45根尖周低密度透射影约5×7 mm，边界清晰无明显骨白线（图5-2-1C）。CBCT示：45和46已行根管治疗，45根尖区见一类椭圆形骨质密度减低影，边界清晰，边缘硬化，大小约6 mm×5 mm，颊侧骨皮质吸收变薄，病变位于下颌神经管及颏孔上方（图5-2-2A~图5-2-2C）。

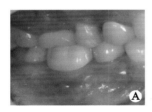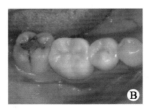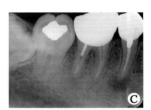

A. 45和46间颊侧牙龈窦道颊侧观；B. 45和46间颊侧牙龈窦道合面观；C. 根尖片显示45和46均已行根管治疗及桩核冠修复，45根尖周低密度透射影。

图5-2-1　右下后牙初诊口内照和根尖片

（二）病例诊断

1. 45根尖囊肿：患者因右下后牙牙龈脓疱反复发作而就诊，临床检查可见45和46均为冠修复体，45和46间近根尖处见牙龈窦道少许溢脓，因牙龈窦道靠近46有时易误诊为46慢性根尖周炎，需结合影像学检查鉴别诊断，根尖片和CBCT显示45和46均已行根管治疗和桩冠修复，45根尖见一类椭圆形骨质密度减低影，边界清晰，边缘硬化，大小约6×5 mm，颊侧骨皮质吸收变薄，而46根尖周未见明显阴影，故可诊断45根尖囊肿，有必要时还可在牙龈窦道处放置牙胶诊断丝拍示踪片以明确诊断。

2. 45根管治疗后疾病：患者自诉行45和46根管治疗及桩核冠修复已多年，而近半年才出现牙龈脓疱反复发作，根尖片显示45和46根管治疗充填严密，46远中根管桩核

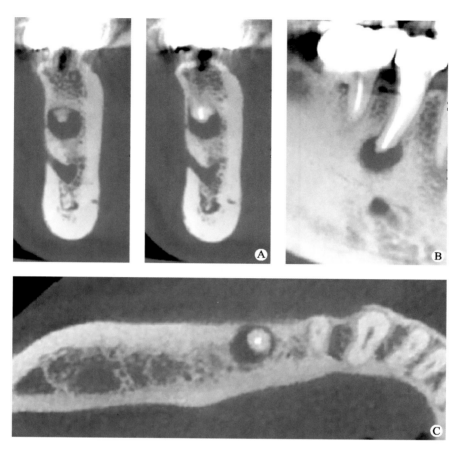

A. CBCT 冠状位图像见 45 根管充填物, 45 根尖区见一类椭圆形骨质密度减低影, 边界清晰, 边缘硬化, 大小约 6 mm × 5 mm, 颊侧骨皮质吸收变薄, 病变位于下颌神经管及颏孔上方; B. CBCT 矢状位图像见 45 根尖低密度吸收影位于颏孔上方; C. CBCT 轴位图像。

图 5 - 2 - 2　45CBCT 检查

与根充物间有约 3 mm 间隙, 根尖周未见明显阴影, 而 45 根尖可见明显低密度透射影且边界清晰边缘硬化, 故可诊断 45 根管治疗后疾病, 于治疗过程中需仔细探查以明确根管治疗失败的原因, 尚不能排除牙根纵裂等情况。

(三) 治疗方案

1. 45 常规显微根尖手术: 45 根管治疗和桩核冠修复后多年, 近半年出现牙龈窦道, 影像学检查显示 45 根尖周类椭圆形骨质密度减低影, 边界清晰, 边缘硬化, 颊侧骨皮质吸收变薄, 可采用常规显微根尖手术根尖刮治及根尖切除和倒充填去除病变组织以促进愈合, 因病变位于下颌神经管及颏孔上方, 术中翻瓣和牵拉及去骨过程中需保护颏神经, 术后组织水肿压迫神经也可导致神经麻木症状。

2. 45 数字化静态导板辅助显微根尖手术: 因 45 根尖周病变位于下颌神经管及颏孔

上方，可采用数字化静态导板辅助技术，术前设计精准数字化 3D 打印的环钻去骨导板，术中采用去骨环钻在导板引导下去骨，可同时完成去骨、切除根尖及根尖周组织，更加微创、精准及快捷，以避免损伤颏神经，减少术后麻木风险。

向患者交待病情、治疗计划及风险等，患者知情，选择 45 数字化静态导板辅助下显微根尖手术试保留牙齿，签署显微根尖手术同意书。

（四）治疗过程及复查

1. 数字化根尖手术导板设计及制作：术前 CBCT 扫描确定显微根尖手术导板的范围，口内扫描牙和软组织，融合 CBCT 和口扫数据后三维重建虚拟模型，采用 3 shape 软件（3 Shape Software，Denmark）设计环钻导板通路的深度、直径和角度，获得去骨量及根尖切除量信息（图 5 - 2 - 3A ~ 图 5 - 2 - 3D）。3D 打印机（3D Systems 5100，USA）打印口扫模型和显微根尖手术导板（图 5 - 2 - 3E、图 5 - 2 - 3F），消毒柜紫外光消毒 10 min，术前碘伏浸泡 15 min 再次消毒。

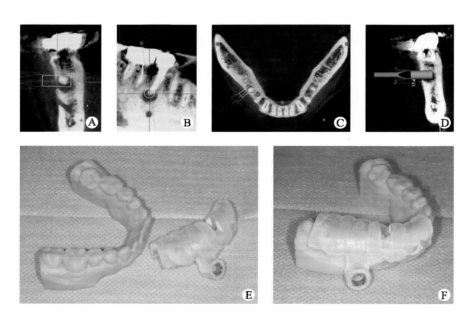

A ~ C. CBCT 及口内扫描资料整合后于冠状面，矢状面和轴面三个维度设计环钻导板入路通道；D. 冠状面显示环钻进入深度；E. 3D 打印口扫模型和显微根尖手术导板；F. 导板于口扫模型上就位。

图 5 - 2 - 3 数字化静态显微根尖手术导板设计及制作过程

2. 数字化静态导板辅助显微根尖手术过程：

常规消毒铺巾，4% 阿替卡因肾上腺素注射液下颌神经阻滞麻醉和局部浸润麻醉，44 近中至 46 颊侧牙龈作龈沟内切口和近中垂直切口，形成三角瓣，翻开黏骨膜瓣，手术导板就位，环钻去骨，完整切除颊侧骨板、根尖组织和周围感染组织（图 5 - 2 - 4A ~ 图 5 - 2 - 4C）。口腔手术显微镜下修整根尖，亚甲基蓝染色观察根尖切除平面，超声倒预备 3 mm，iRoot BP Plus 根尖倒充填 3 mm（图 5 – 2 – 4D ~ 图 5 – 2 – 4I），检查骨腔无异物存留后轻轻搔刮骨壁，使血液充盈，黏骨膜瓣复位，缝合。术后即刻根尖 X 线片显示：45 根尖区根尖切除，根尖倒充填良好（图 5 – 4 – 5A）。术后一周拆线，患者诉无神经麻木症状。病理送检组织镜下见纤维囊壁，囊壁内较多炎症细胞浸润，符合根尖囊肿表现。

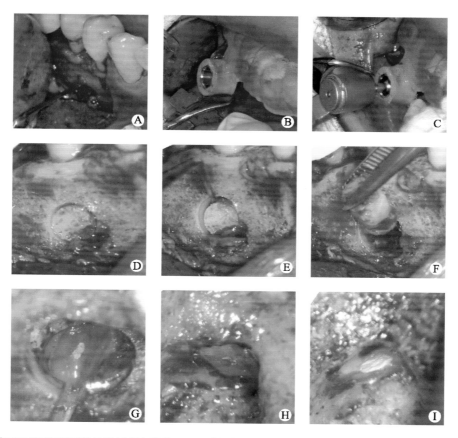

A. 右下后牙区切开翻瓣暴露45 根尖骨质；B. 显微根尖手术导板就位；C. 去骨环钻在导板辅助下去骨；D ~ F. 去骨后探查骨质并完整取出皮质骨 – 根尖 – 根尖周组织；G. 探查根尖切除断面；H. 根尖切除断面亚甲基蓝染色；I. 超声根尖倒预备和 iRoot BP Plus 根尖倒充填。

图 5 – 2 – 4　数字化静态导板辅助显微根尖手术过程

3. 复查

术后 3 个月、6 个月、1 年和 2 年复查，患者自述患牙无明显不适，牙龈脓疱已愈合，临床检查45 冠修复体完整密合，叩痛（–），无松动，根尖区扪诊无不适，牙龈未见明显红肿或窦道，未探及明显牙周袋（图 5 – 2 – 5），根尖片显示45 根尖区低密度影像范围逐步缩小，骨质密度增高（图 5 – 2 – 6）。2 年复查 CBCT 显示 35 根尖骨质愈合，冠状位示颊侧骨皮质轻微凹陷（图 5 – 2 – 7）。

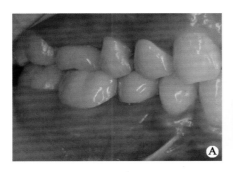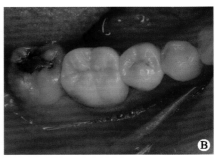

A. 术后 2 年复查口内照颊面观；B. 术后 2 年复查口内照合面观。

图 5 - 2 - 5　45 术后 2 年复查口内照

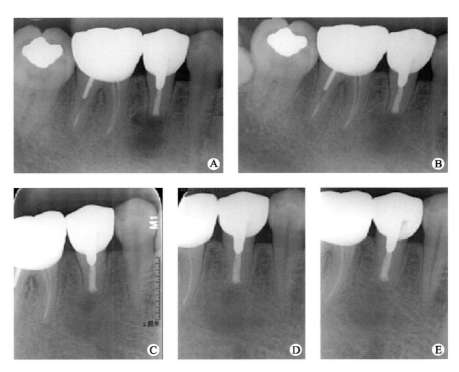

A. 术后即刻；B. 术后 3 个月；C. 术后 6 个月；D. 术后 1 年；E. 术后 2 年。

图 5 - 2 - 6　45 术后复查根尖片

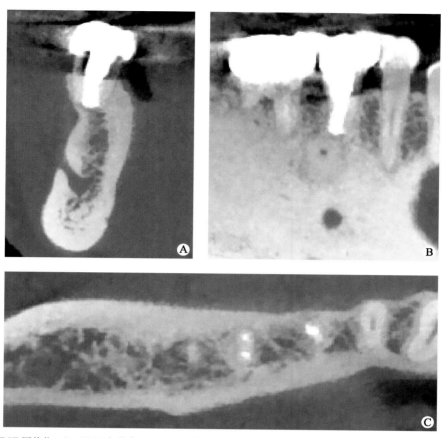

A. CBCT 冠状位；B. CBCT 矢状位；C. CBCT 轴位；CBCT 显示 35 根尖骨质愈合，颊侧骨皮质轻微凹陷。

图 5-2-7 45 术后 2 年 CBCT 复查

（五）小结

数字化静态导板辅助显微根尖手术，又称靶向导板显微根尖手术，是采用 CBCT 结合 CAD/CAM 计算机辅助设计和制造技术进行数字化扫描和 3D 打印制作而成的导板辅助下，使用环钻精准去骨、切除根尖及病变软组织的显微根尖手术，2018 年首次在牙体牙髓病学杂志 *Journal of Endodontics* 上报道，近年来已应用于解剖结构复杂的显微根尖手术，如邻近颏孔的下颌前磨牙和下颌磨牙，邻近上颌窦的上颌磨牙等，该方法将三维影像学技术和数字化 3D 打印技术应用于显微根尖手术，是影像学、材料学和牙体牙髓病学多学科领域的综合体现。

本病例为右下颌第二前磨牙根管治疗及桩核冠修复后多年出现的根尖囊肿病例，CBCT 显示 45 和 46 已行根管治疗，45 根尖区见一类椭圆形骨质密度减低影，边界清晰，边缘硬化，大小约 6×5 mm，颊侧骨皮质吸收变薄，病变位于下颌神经管及颏孔上方。对于这类邻近下颌神经管和颏孔的病例进行常规显微根尖手术去骨时易伤及颏孔和下牙槽神经，导致术后麻木症状。采用数字化靶向导板技术后实现了精准微创的显微根尖手术操作，可精准定位根尖，减少去骨量，达到骨板－根尖－病变组织一体化切除效果，有效降低手术操作时间及医源性损伤的风险，术后患者未出现神经麻木等并发症，复查1年及2年根尖骨质完全愈合，达到了良好的手术效果。

（黄湘雅）

参考文献

1. GIACOMINO C M, RAY J J, WEALLEANS J A. Targeted Endodontic Microsurgery: A Novel Approach to Anatomically Challenging Scenarios Using 3-dimensional-printed Guides and Trephine Burs-A Report of 3 Cases. J Endod, 2018, 44(4): 671－677.

2. RAY J J, GIACOMINO C M, WEALLEANS J A, et al. Targeted Endodontic Microsurgery: Digital Workflow Options. J Endod, 2020, 46(6): 863－871.

3. HAWKINS T K, WEALLEANS J A, PRATT A M, et al. Targeted endodontic microsurgery and endodontic microsurgery: a surgical simulation comparison. Int Endod J, 2020, 53(5): 715－722.

4. AHN S Y, KIM N H, KIM S, et al. Computer-aided designcomputer-aided manufacturing-guided endodontic surgery: guided osteotomy and apex localization in a mandibular molar with a thick buccal bone plate. J Endod, 2018, 44(4): 665－670.

5. 凌均棨. 数字技术开辟牙体牙髓创新之路. 中华口腔医学杂志, 2016, 51(4): 210－214.

6. 杜宇, 韦曦, 凌均棨. 动静态导航技术在牙髓根尖周病治疗中的应用及展望. 中华口腔医学杂志., 2022, 57(1): 23－30.

7. 黄湘雅, 蔡艳玲, 韦曦. 显微根尖手术的全周期管理. 口腔疾病防治, 2021, 29(10): 649－655.

8. 黄湘雅, 张辉, 韦曦. 数字化导板技术在靶向显微根尖手术中的应用一例. 中国口腔医学继续教育杂志, 2022, 25(2): 65－71.

三、上颌侧切牙牙内陷伴慢性根尖周炎的动态导航辅助根管治疗

（一）病例基本情况

患者12岁，男性，因"右上前牙腭侧反复脓疱两年，近三日出现夜间痛"就诊。患儿家长诉患儿右上前牙腭侧两年前开始长脓疱，以为是口腔溃疡故未就医，后自行愈合，随后反复发作，偶有脓液溢出，近三日出现夜间痛，于外院就医诊断为牙中牙，建议转入我院就诊。患儿身体健康，无全身疾病，无药物过敏史，无牙外伤史。检查颌面部外形及皮肤颜色正常，开口度、开口型正常，口腔卫生较好，牙面无色素、菌斑附着，牙龈探诊未出血，上前牙排列较稀疏，43牙尖咬合于12远中腭侧牙龈处。12近远中径较对侧同名牙略宽，牙冠呈圆柱状且向远中倾斜，舌侧可探及一齐龈浅沟，切

端见一白垩色浅龋，探诊无法探入，叩痛（＋），不松动。12 未探及明显牙周袋，右侧腭皱襞后部见一红肿窦道，有少许溢脓。12 牙髓电活力测试无反应，冷测无反应，邻牙牙髓活力检查正常。影像学检查 12 近远中径宽大，似有双根及双根管，根尖区有明显低密度影，余牙牙根形态未见明显异常，牙胶示踪显示窦道病变来源于 12 根尖（图 5 - 3 - 1）。

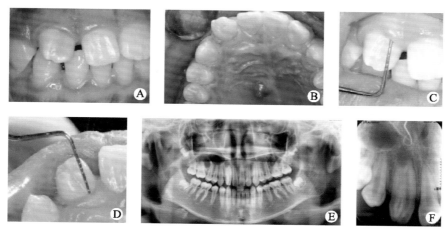

A. 12 唇侧口内照；B. 12 腭侧口内照；C. 12 唇侧牙周探诊深度 2 mm；
D. 12 腭侧牙周探诊深度 3 mm；E. 全口牙位曲面体层片；F. 牙胶示踪片。

图 5 - 3 - 1　12 初诊情况

（二）病例诊断

1. 12 慢性根尖周炎：患牙腭侧有窦道且溢脓，检查牙髓无活力，根尖有明显低密度透射影。

2. 12 牙内陷：根据患牙现有影像学特点及根尖周病损情况，征得患儿家长同意后拍摄 CBCT。结果提示 12 牙冠向髓腔内凹陷至根尖部，似一小牙被包裹于髓腔中，横断面根管影像似环形。12 根尖周见较大面积骨质破坏，腭侧骨皮质吸收中断，病变界限清晰，边缘毛糙，周围骨质增生影化（图 5 - 3 - 2）。根据《牙体牙髓病学》人卫版教材可诊断为牙中牙，是牙内陷程度最严重的一种，牙体呈圆锥状，较固有形态偏大，X 线片示其深入凹陷部好似包含在牙中的一个小牙，陷入部分中央并非牙髓，而是含有残余成釉器的空腔。根据国际上常用的 Oehlers 分类法，将 Ⅰ 型定义为内陷局限于牙冠，未超过釉牙骨质界（cement-enamel junction，CEJ），Ⅱ 型为内陷深入髓腔，尚在根管内，无牙周膜交通，Ⅲa 型为内陷向根部延伸，和牙周膜通过假孔侧向交通，Ⅲb 型为内陷向根部延伸，和牙周膜通过根尖孔交通（图 5 - 3 - 3）。本病例 CBCT 提示内陷部向牙根部延伸，有类似根尖孔结构，因此诊断为 Oehlers Ⅲb 型牙内陷。

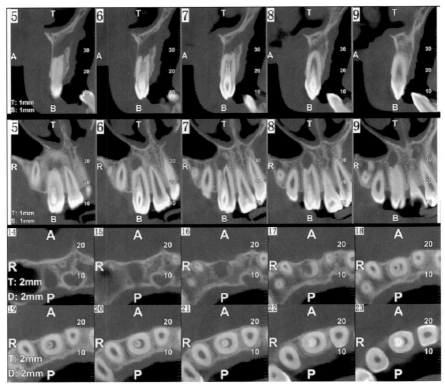

12 牙冠向髓腔内凹陷至根尖部，似一小牙包被于髓腔中。横截面根管影像似环形，根尖周大面积低密度影，腭侧骨皮质吸收中断，病变边界清晰，边缘毛躁，在周围骨质增生硬化。

图 5 - 3 - 2　初诊时 12 拍摄 CBCT 影像

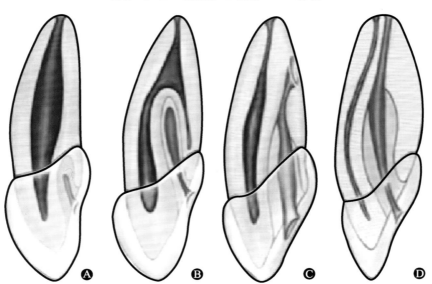

A. Ⅰ型，为内陷局限于牙冠，未超过 CEJ；B. Ⅱ型，为内陷深入髓腔，尚在根管内，无牙周膜交通；C. Ⅲa型，为内陷向根部延伸，和牙周膜通过假孔侧向交通；D. Ⅲb型，为内陷向根部延伸，和牙周膜通过根尖孔交通；红色为主根管，棕色为内陷区。

图 5 - 3 - 3　Oehlers 牙内陷分类法示意图

（三）治疗方案

牙内陷的治疗原则为保存具有生理功能的活髓，包括内陷区和主根管两部分治疗，治疗策略则依据牙髓感染状况、牙周破坏程度及根尖孔发育情况选择。当患牙外形影响美观时，可考虑完成治疗后再进行冠修复。本病例患者就诊时病程已有 2 年余，检查 12 牙髓无活力，无深牙周袋，影像学检查提示根尖周大面积低密度透射影，根尖孔基本闭合，提示牙髓感染状况比较严重，可能由于 12 切端内陷区浅龋迁延所致，因此拟定对内陷区和主根管均进行治疗。由于 12 外形及根管系统形态较特殊且不规则，操作难度高，与患儿家长沟通后尝试使用动态导航技术引导 12 进行根管治疗。

（四）治疗过程及复查

1. 初诊：首先在患者口内佩戴硅橡胶固位的配准装置，拍摄 CBCT，获得 DICOM 数据，导入迪凯尔（中国，苏州）动态导航系统进行设计。继而再次佩戴配准装置、参考板准备校准，完成后由医生在导航仪屏幕动态引导下使用种植定位钻（SIC 935194，直径 1.2 mm，总长度 34 mm，工作长度 14.5 mm）以 1200 rpm/min 完成开髓，形成近远中宽约 3 mm 的微创入路，在近远中分别探及主根管和内陷区。橡皮障隔离患牙，测主根管长度 22 mm，初尖锉 20 号，内陷区长度约 20 mm，初尖锉 15 号，使用镍钛器械分别将主根管及内陷区预备至 30 #06 及 25 #04，3% 次氯酸钠超声荡洗，干燥后封入 Apexcal，玻璃离子暂封，嘱 3 周复诊，不适随诊（图 5-3-4）。

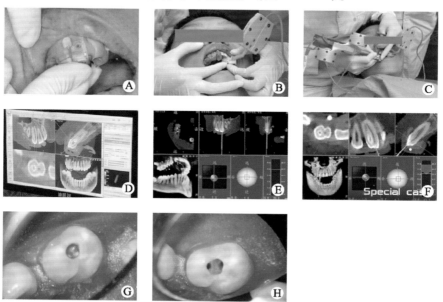

A. 术前为患者佩戴硅橡胶固位配准装置，准备拍摄 CBCT；B. 佩戴配准装置、参考板完成术前校准；C. 术者在动态导航系统引导下使用种植手机和定位钻开髓；D. 术者操作时注视的动态导航设备屏幕；E、F. 动态导航实时检测开髓，黄线代表预设的入路轴线，绿色线条代表钻入的位点、轴向和深度；G. 开髓完成后可探及主根管和内陷区；H. 根管预备清理完成后。

图 5-3-4　动态导航引导辅助 12 开髓

2. 复诊：患者主诉患牙无不适，腭侧无流脓。检查见 12 暂封完整，未探及深牙周袋，无叩痛，不松动，腭侧窦道基本愈合。橡皮障隔离患牙，3% 次氯酸钠、17% EDTA、生理盐水结合超声荡洗去除封药，牙胶试尖显示工作长度合适，使用牙胶尖加 iRoot SP 糊剂充填主根管及内陷区，流体树脂封闭根管口，膏体树脂进行冠方充填。术后根尖片显示 12 主根管基本充填密实，而内陷区牙胶超填约 1.5 mm（图 5－3－5）。嘱勿用患牙咬硬物，定期复查，不适随诊。

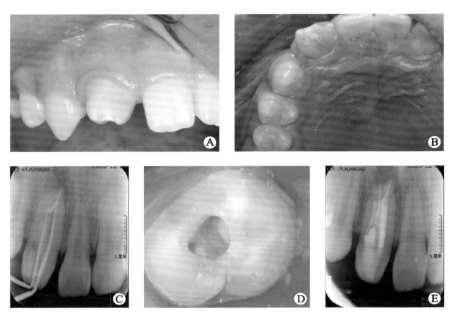

A. 12 唇侧口内照；B. 12 腭侧口内照；C. 牙胶试尖片；D. 根充后髓室底照；E. 根充后即刻根尖片。

图 5－3－5　复诊完成 12 根管治疗

3. 复查：患者分别于术后 3 个月、12 个月、24 个月复查，主诉无不适。检查见 12 充填物完整，牙冠有内源性着色，无叩痛，不松动，12 个月复查根尖片显示根尖低密度影基本消失，24 个月复查根尖片仍无根尖低密度影（图 5－3－6），CBCT 结果提示相比术前 12 根尖周病变区域骨质明显增生，唇、腭侧骨皮质连续，提示根尖周病变愈合良好（图 5－3－7）。患者因咬合问题有正畸意愿，建议先行正畸治疗，待正畸完成后复查 12 根尖周状况再行冠修复改善美观。

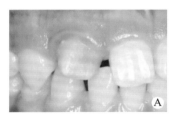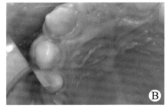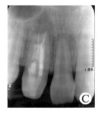

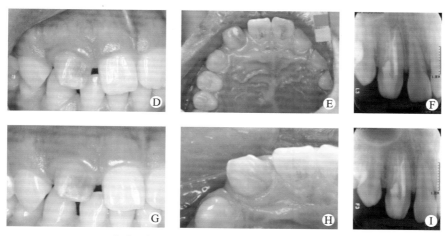

A~C. 术后 3 个月；D~F. 术后 12 个月；H~J. 术后 24 个月。

图 5-3-6　12 复查口内照及根尖片

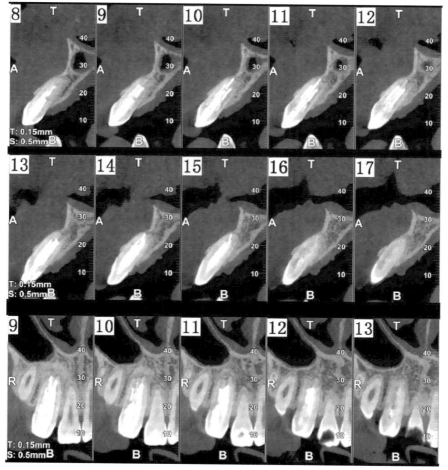

12 及根管内陷通道均可见高密度充填物，较原根尖周病变区域骨质增生，颊腭侧骨皮质连续。

图 5-3-7　24 个月复查 12 拍摄 CBCT 影像

（五）小结

牙内陷是一种发病率较低的牙发育畸形，多是牙齿在发育期间成釉器过度卷叠或增殖，深入到牙乳头中所致。牙内陷解剖形态复杂，容易导致细菌和食物滞留，继而引发患牙发生龋坏；而内陷区又常与根管系统和牙周组织交通，一旦感染，治疗难度较大。本病例患牙病程较长，牙髓已经坏死，检查无深牙周袋，仅切端探及一白垩色浅龋，可能由于探针直径较大无法探入，推测牙髓坏死的原因是内陷区龋坏导致细菌侵入，最终迁延至主根管。临床上常面临伴发牙周牙髓病变的牙内陷病例，治疗难度颇高，而本病例牙周状况一直良好，提示内陷区与牙周没有明显交通，目前预后良好。

牙内陷治疗时需分别对主根管及内陷区进行处理，甚至在主根管牙髓活力正常时建议活髓保存治疗，因而对术者精准定位主根管及内陷区提出了挑战。该类型患牙解剖系统变异大，即使拍摄 CBCT 后也难以操作。随着数字化导航技术的推广，有病例报道依据 CBCT 影像设计虚拟入路，打印主根管和内陷区导板用于引导内陷牙开髓，降低了术者的技术难度，提高了操作精准度。但静态导航方式在治疗牙内陷病例时需多个导板，程序较复杂，治疗时也无法实时观察。动态导航系统的出现为处理疑难复杂的牙髓根尖周病例提供了新途径，无须打印导板，利用光学系统追踪手术器械及患者口内的固定装置，计算患者与手术器械的相对位置关系，在软件图像坐标系中实时更新坐标和位置，引导手术器械的定位操作。与自由手操作相比，动态导航特有的精准、实时、微创的优势在体外研究和临床治疗中得到体现。已有临床病例应用其辅助钙化根管开髓和显微根尖手术的去骨，取得了良好的治疗效果。本病例使用动态导航系统实时辅助内陷牙开髓，实现了精准微创开髓。

牙内陷的治疗方式多样，主要目的为控制和预防感染，严密封闭内陷区和根管系统。对于主根管，若牙髓活力正常可以尽量尝试保留牙髓，而当牙髓发生坏死时，则根据根尖孔发育情况选择是否进行根管治疗、根尖屏障术、牙髓再生技术及根尖诱导成形术。内陷区处理则因患牙类型而异，Oehlers Ⅰ 型可直接充填内陷区，而 Ⅱ 型和 Ⅲ 型推荐在清理后使用 MTA 类硅钙基水门汀充填。当根尖周病损与牙周病损贯穿时，可能还需行翻瓣术、意向性再植术，甚至拔除。本病例在治疗时使用了牙胶尖加 iRoot SP 糊剂充填的方式，然而由于内陷区在根尖区形成的假孔与根尖孔不同，缺乏生理性狭窄，导致牙胶不慎超出假孔。虽然术后复查提示患牙根尖周病变愈合，仍要注意以后在处理内陷区时需谨慎操作，尽量使用 MTA 类硅钙基水门汀制备屏障以达成更好的充填效果，本病例仍需密切随访了解远期预后。

（杜宇）

参考文献

1. 张琛，侯本祥. 对牙内陷诊断和治疗的再认识. 中华口腔医学杂志，2020，55（5）：145 - 150.

2. ZHU J, WANG X, FANG Y, et al. An update on the diagnosis and treatment of dens invaginatus. Aust Dent J, 2017, 62(3): 261 – 275.

3. ZUBIZARRETA MACHO á, FERREIROA A, RICO-ROMANO C, et al. Diagnosis and endodontic treatment of type Ⅱ dens invaginatus by using cone-beam computed tomography and splint guides for cavity access: a case report. J Am Dent Assoc, 2015, 146(4): 266 – 270.

4. GALLACHER A, ALI R, BHAKTA S. Dens invaginatus: diagnosis and management strategies. Br Dent J, 2016, 221(7): 383 – 387.

5. GAMBARINI G, GALLI M, STEFANELLI L V, et al. Endodontic Microsurgery Using Dynamic Navigation System: A Case Report. J Endod, 2019, 45(11): 1397 – 1402.

6. FU W, CHEN C, BIAN Z, et al. Endodontic Microsurgery of Posterior Teeth with the Assistance of Dynamic Navigation Technology: A Report of Three Cases. J Endod, 2022, 48(7): 943 – 950.

7. 杜宇, 韦曦, 凌均棨. 动静态导航技术在牙髓根尖周病治疗中的应用及展望. 中华口腔医学杂志, 2022, 57(1): 23 – 30.

第六章

椅旁 CAD/CAM 修复术

一、概　　述

　　各种病因导致的牙体缺损可采用直接修复或间接修复的方式来恢复其形态功能。对于大面积缺损的临床患牙，直接修复无法获得足够的抗力和固位，或难以恢复正常的邻面接触，而采取间接修复可获得较好的治疗效果。根据修复体的结构特点可将间接修复体分为嵌体、高嵌体、嵌体冠、全冠和贴面等种类。间接修复体在体外制作完成，从而能更好地恢复牙齿形态、咬合接触、邻接关系等。间接修复体高度抛光也减少了局部菌斑的堆积。

　　随着现代口腔微创修复、数字化技术及修复材料的发展，牙体预备量少、保存釉质多、以粘接固位为主的间接修复体，如嵌体、高嵌体等在临床应用日益增多。椅旁计算机辅助设计（computer-aided design）与计算机辅助制作（computer-aided manufacturing）技术（简称椅旁 CAD/CAM）目前已广泛应用于修复体的制作。近年来计算机设计、小型精密数控铣床和修复材料快速发展，几乎所有牙体缺损的修复体类型都可通过椅旁 CAD/CAM 制作完成，修复体的精确性和边缘密合性达到或超过传统人工制作的水平。椅旁 CAD/CAM 修复遵循传统牙体修复的原则，同时由于椅旁 CAD/CAM 主要使用可切削瓷作为修复材料，还需考虑精密铣床的加工特点，对修复体设计又有其特殊要求。采用椅旁 CAD/CAM 进行牙体缺损修复，要根据牙体缺损的病因、大小、位置和咬合特点选择合适的修复体类型，包括对修复材料的选择。前牙和后牙采用的修复体类型有所不同。前牙牙体缺损的修复体类型主要包括贴面、全冠和桩核冠，而后牙牙体缺损的修复体类型较前牙复杂，根据牙体缺损的大小、修复体覆盖牙冠的范围、修复体的固位和抗力特点，可分为 7 种基本类型：全冠、桩核冠、嵌体、高嵌体、嵌体冠、部分冠和合贴面。

（一）发展概况

　　CAD/CAM 技术起步于二十世纪六十年代，起初应用于飞机和汽车制造工业。CAD/

CAM 系统分为技工室 CAD/CAM 和椅旁 CAD/CAM。技工室 CAD/CAM 系统需要取常规印模，然后用口外扫描仪扫描铸石，用 CAD 软件设计并制造假体。而椅旁 CAD/CAM 系统的所有流程都可在诊室中完成。

1971 年，Francois Duret（法国）采用光学印模技术在口内取模，并用数控铣床制作全冠，于 1984 年创立了 Sopha 椅旁数字化修复系统，开始了 CAD/CAM 技术在口腔医学中的应用。1985 年 Werner Mörmann 和 Marco Brandestini 共同研发出世界上第一台椅旁数字化修复系统，命名为 CEREC 系统（chair-side economical restorations of esthetic ceramics，椅旁经济型美学全瓷修复），配置了数字化扫描和切削模组。随后数年的发展，E4D、Lava C. O. S. 等 CAD/CAM 系统逐渐出现在市场上。早期的椅旁 CAD/CAM 修复系统仅支持简单的修复体，如嵌体、单冠等。20 世纪 90 年代中后期，随着计算机技术、设备及材料等迅速发展，椅旁 CAD/CAM 系统能够完成不限于单颗牙的修复方式。目前，椅旁 CAD/CAM 技术在修复中主要用于：①牙体缺损的固定修复，包括贴面、嵌体及全冠修复；②牙列缺损的固定修复；③种植修复。

（二）椅旁 CAD/CAM 系统的组成

椅旁 CAD/CAM 系统主要由三个功能部分组成，分别为数字化印模、计算机辅助设计（CAD）和计算机辅助制作（CAM）。

数字化印模是口腔修复 CAD/CAM 的首要环节，主要流程主要包括三维扫描、数据处理、三维重建、纹理渲染 4 个步骤。其中，三维扫描分为基于石膏模型的口外扫描及口内扫描。数字化印模获取目标物体三维结构又分为光学扫描和机械扫描。虽然口外扫描具备足够的准确性，但由于印模材料和石膏存在变形，传统印模难以完美再现口内轮廓。相较于传统印模技术，数字化印模同时具有高舒适性、高效、高保真性等优势。目前常用的数字印模系统包括 CEREC 蓝光系统、CEREC Omnicam 系统、TRIOS、LAVA C. O. S. 系统、E4D 系统等。

计算机辅助设计（CAD）是利用计算机的计算能力和图文处理功能辅助设计理想的修复体外形，包括高点、咬合关系、邻接关系等。根据面向人群的不同，可分为技工室 CAD 和椅旁 CAD。技工室 CAD 可设计各种临床常用的修复体，椅旁 CAD 仅能设计简单修复体，如贴面、嵌体、冠桥、种植基台等修复体。

计算机辅助制作（CAM）是指采用计算机来控制数字化加工设备来进行自动加工成型，获得修复体。CAM 主要分为两类："增材制造"（additive manufacturing）和"减材制造"（subtractive manufacturing）。前者以 3D 打印为例，有节约材料和效益高的优势。现阶段市场上的椅旁 CAM 设备主要以"减材制造"为主，即按照计算机设计的预期结果将预成品材料进行铣削或切割。椅旁数字化修复系统可以更加方便地为医师和患者提供精准、高效、椅旁一次完成的临床治疗手段。

（三）常用的椅旁 CAD/CAM 修复系统

目前 CAD/CAM 椅旁数字化系统种类繁多，如 Cercon、Lava、Procera、Everest、

CEREC inlab 等。椅旁数字化修复设备用于椅旁完成修复体的设计与加工，可缩短患者的就诊时间。目前主流的椅旁 CAD/CAM 修复系统为 CEREC 系统（Dentsply Sirona，德国）及 Planmeca 系统（Planmeca，芬兰）。此外，Carestream Dental（美国）、Dental Wings（加拿大）、Zfx（德国）也提供椅旁修复的全套方案。以下对主流的椅旁 CAD/CAM 系统进行简单介绍。

1. CEREC 系统

从 1985 年 CEREC 系统问世至今，经历了 CEREC 1、CEREC 2、CEREC 3、CEREC 3D 等数代的发展。CEREC 系统主要分为 CEREC 取像系统、CAD 系统和 CAM 系统三个部分。

CEREC 取像系统能自动采集待测物体的图像，目前在售的取像系统主要为 Bluecam 和 Omnicam。Bluecam 取像系统集成高分辨率的蓝色发光二极管 LED 光源，利用有源三角成像技术和共聚焦显微技术，获取精确图像。但 Bluecam 取像系统需要扫描对象是完全不反光的表面，非反光层需要非常薄且均匀，以避免图像数据变形。因此 Bluecam 蓝光取像系统需要在扫描物体表面喷粉，增加边缘扫描的准确性。Omnicam 扫描系统采用连续立体摄影技术获取图像，利用软件对口腔内软硬组织进行精确的三维重建，无须在物体表面喷粉，增加了患者的舒适性。Bluecam 及 Omnicam 扫描系统均能在椅旁完成操作，应用范围广泛，覆盖所有修复体，能对患者进行全口扫描。

CEREC CAD 系统生成修复体解剖形态的方法共有 3 种。标准牙数据库：基于软件内置一系列标准牙冠的数据，在设计时根据预备体的形态选择合适的标准牙冠。生物再造技术（biogeneric technique）：根据基牙邻牙及对颌牙的位置和形态自动生成符合临床要求的修复体。关联设计技术（correlation design technique）：复制基牙预备前的形态或对侧同名牙的形态以生成修复体。CEREC CAD 系统以两种方式使基牙与对颌牙做咬合关联，一种需扫描上下颌牙列，再扫描患者牙尖交错位颊侧图像，据此对上下颌模型进行关联；另一种是扫描预备后基牙和对颌牙的咬合记录，利用反向成像技术进行关联，该方法无须扫描对颌牙列及颊侧。

CEREC CAM 系统根据功能差异分为 CEREC 3 和 CEREC MC 系列。CEREC 3 利用两根车针进行三维打磨和精修，仅适用于单颗牙修复体的制作。CEREC MC 系列分为 MC、MC X、MC XL，分别对 20 mm、40 mm、85 mm 的预成品瓷块进行切削，适用于单颗牙修复体或固定桥制作。CEREC CAM 系统分为湿性研磨单元和干湿混用研磨单元，后者适用于氧化锆修复体的加工。

2. Planmeca 椅旁数字化修复系统

Planmeca 椅旁数字化修复系统于 2008 年由 E4D Technologies 推出，后由 Planmeca 收购，主要由 PlanScan 扫描系统、PlanCAD 设计系统和研磨组件 PlanMill 40 系统组成。Planmeca 系统的基本工作流程与 CEREC 系统相似，为 PlanScan 口内扫描获取高质量数字化印模，PlanCAD 进行修复体设计，PlanMill 40 加工成型修复体。

PlanScan 扫描系统工作原理为光学相干断层扫描和共焦显微成像，采用无粉蓝光扫描仪进行口内实时扫描，生成彩色图像。PlanScan 是一种开放式系统，采用开放的 STL 格式文件，可在第三方终端进行资料读取和修复体加工。

PlanCAD 设计系统能自动定位基牙及外形设计，匹配邻牙的中央沟、牙尖高度以及边缘嵴，设计出个性化的修复体外形。

PlanMill 40 研磨组件系统是双轴自动研磨组件，可研磨各种非金属的修复材料，如 IPS e. max、Lava Ultimated 等预成品瓷块，加工的修复体包括嵌体、高嵌体、全冠等。研磨组件与设计组件可无线连接，同时配置了自动研磨工具选择系统，能在加工过程中替换合适的钻针及磨损的钻针。

（四）椅旁 CAD/CAM 材料的分类

1. 陶瓷类材料

依据玻璃相和树脂基质的存在与否，CAD/CAM 陶瓷材料可以分为树脂陶瓷复合材料（rensin-matrix ceramics）、玻璃基陶瓷（glass-matrix ceramics）和多晶陶瓷（polycrystalline ceramics）。CAD/CAM 陶瓷材料具有良好的生物相容性、颜色稳定、不易附着斑块、易切削等优点。

（1）树脂陶瓷复合材料

树脂陶瓷复合材料又称为混合陶瓷（hybrid ceramic），是将陶瓷和树脂两种材料结合，以获得传统玻璃陶瓷的机械强度和美学性能，同时具有树脂高韧性的新型复合材料。根据陶瓷和树脂的微结构组成通常分为树脂渗透陶瓷（polymer infiltrated ceramic network，PICN）和树脂基纳米陶瓷（resinnanoceramic）。与玻璃陶瓷材料相比，树脂陶瓷复合材料成本更低，抗疲劳性更强，有更高的挠曲强度，循环载荷中裂隙产生少。

①树脂渗透陶瓷：PICN 由树脂聚合物在液相时渗入网状陶瓷框架的多孔结构中形成。PICN 的代表是 VitaZahnfabrik 公司生产的 Vita Enamic，它包含 86wt% 的长石质无机相和 14wt% 的二甲基丙烯酸酯有机相。Enamic 的树脂基质和陶瓷框架形成相互交联的双网状结构，弥补了陶瓷质脆、易折和树脂质软、强度小的缺点，兼具弹性、延展性和强度。PICN 硬度接近牙体组织，长期咀嚼过程中与对颌牙的磨损相对要小；弹性模量接近牙本质，负荷加载在牙本质 – 瓷界面时不易产生裂隙；弹性模量接近粘接树脂，有利于咀嚼压力的分散。适用于贴面、嵌体、高嵌体、后牙合贴面、全冠等多种修复体，但其打磨抛光性能较传统玻璃陶瓷略低。

②树脂基纳米陶瓷：树脂基纳米陶瓷是由纳米陶瓷填料均匀分散在树脂基质中形成，其力学性能与填料的种类和直径有关。常见的树脂纳米陶瓷有 Lava ultimate（3M），Cerasmart（GC）。树脂基陶瓷产品不含金属，均为 CAD/CAM 加工，可用于贴面、嵌体和前后牙全冠，不适用于固定桥。树脂基陶瓷的临床优点在于弹性模量与牙体接近，便于修补和切削，加工性能好。

Lava ultimate 由 80% 的纳米陶瓷颗粒和树脂基质组成。纳米陶瓷填料包括直径为 20 nm 的二氧化硅、直径为 4~11 nm 的氧化锆及氧化锆 – 二氧化硅纳米簇。Lava ultimate 的硬度低于 Vita Enamic，可能与树脂基纳米陶瓷的微结构有关。此外，Lava ultimate 具有较高的弹性强度（230 MPa）和特征强度（σ0：300 MPa）及相对较低的杨氏模量。Lava ultimate 相比玻璃陶瓷韧性更强，研磨时不易剥落和开裂。

Cerasmart 的树脂基质中含 71% 的无机填料，分别为直径 20 nm 的二氧化硅和直径 300 nm 的钡玻璃。Cerasmart 的挠曲强度和弹性模量与 Lava ultimate 相似，但是显微硬度要低于后者。纳米填料的直径越小，瓷块机械强度、抗折性越容易提高。Cerasmart 的填料直径明显大于 Lava ultimate，而 Cerasmart 含非晶相的玻璃成分，导致其硬度要低于 Lava ultimate。

（2）玻璃陶瓷

玻璃陶瓷又称微晶玻璃，是椅旁 CAD/CAM 修复系统中应用最早最多的材料。玻璃陶瓷由于玻璃基质的存在可被氢氟酸酸蚀，利于与牙体组织的粘接。玻璃化率越高，半透明度越高，但材料强度会随之下降，容易疲劳发生断裂。采用白榴石、硅酸锂、二氧化锆等材料强化玻璃陶瓷，可达到较理想的效果。根据材料的差异，CAD/CAM 玻璃陶瓷可以分为长石质陶瓷、白榴石增强玻璃陶瓷、硅酸锂增强玻璃陶瓷、二氧化锆强化硅酸锂玻璃陶瓷。

①长石质陶瓷：长石主要由二氧化硅和氧化铝构成，具有良好的生物相容性。第一代长石质陶瓷是 Vita Mark Ⅰ（Vita Zahnfabrik），是世界上第一款 CAD/CAM 牙科陶瓷修复材料。研究表明，Vita Mark Ⅰ 修复后 17 年仍能达到满意的结果，成功率为 88.7%。第二代长石质陶瓷 Vita Mark Ⅱ 经过改造生产工艺，挠曲强度可以达到 100 MPa，上釉后强度达到 160 MPa，但仍低于 IPS E. max、Vita Suprinity 等加强型玻璃陶瓷。CEREC Blocks 是 2007 年由 Sirona 推出的玻璃陶瓷，成分与 VITABLOCS Mark Ⅱ 基本一致。Vita Mark Ⅰ 和 Mark Ⅱ 颜色较为单一，因此新一代 Vita Blocs 产品 TriLuxeforte 和 RealLife 增加了渐变色，从颈缘至切端的颜色过渡，具有更高的美学特性。长石质玻璃陶瓷适用于局部粘接修复，如贴面、嵌体、覆盖体（overlay）、全冠等。对于传统修复体，如前牙区最多推荐 3 个单位的固定桥，单冠可用于第二前磨牙之前的修复。

研究表明，Vita Mark Ⅱ 的 5 年口内存留率为 97%，10 年为 90%，已达到较为理想的水平。VITABLOCS Mark Ⅱ 全冠 12 年的存留率为 95%。长石质瓷贴面 9 年的存留率为 94%。CEREC Blocks 嵌体和高嵌体的存留率为 88.7%。

②白榴石增强型陶瓷：目前，常用的白榴石增强型玻璃陶瓷为 IPS Empress CAD Blocks（Ivoclar Vivadent）和 ParadigmC（3M ESPE），含有 30%~45% 白榴石成分，具有良好的机械性能。与传统长石质玻璃陶瓷相比，白榴石增强玻璃陶瓷强度和透明度更高。同时白榴石的酸蚀速度比玻璃基质更快，在酸蚀过程形成大量"微坑"，利于树脂粘接剂进入，能取得更好的粘接效果。IPS Empress CAD 的挠曲强度和断裂韧度都很高，可以抵抗口腔内较强的咬合力，与对颌牙的磨损轻于氧化锆陶瓷，适用于前牙全冠和后牙嵌体/高嵌体等。研究表明，IPS Empress CAD Blocs 部分冠 5 年的存活率 94.6%。IPS Empress CAD Blocs 制作的嵌体或高嵌体，4.5 年的成功率为 96%，7 年

成功率为91%。

③硅酸锂增强玻璃陶瓷：和白榴石增强陶瓷相比，硅酸锂陶瓷的晶体相更多，玻璃基质体积减少30%，且晶体尺寸减小，相互锁结更多，强度更高。1998年，硅酸锂陶瓷以 IPS Empress 2（Ivocar Vivadent）出现在市场上。随后2006年，同公司推出兼具强度和美观性能的 IPS e. max Blocks。E. maxCAD 在结晶前为蓝色，经机械切削后进一步烧结结晶，硬度增强，颜色转变为相应的釉质色调，又称为蓝瓷。这种软加工方式能减少车针的损耗，从而节省切削制作成本。IPS E. max CAD 的挠曲强度和断裂韧度显著高于 EmpressCAD，且使用寿命更长。硅酸锂陶瓷应用广泛，尤其是全冠、嵌体和高嵌体。

研究表明硅酸锂陶瓷用于冠部修复时短期和中期生存率较高。CEREC 椅旁 CAD/CAM 系统制造的硅酸锂陶瓷全冠边缘适应性高。E. maxCAD 修复体的4年成功率为96.3%。此外，与高半透明氧化锆、纳米陶瓷或混合物陶瓷相比，硅酸锂陶瓷表现出优良的颜色稳定性。

④二氧化锆增强型硅酸锂玻璃陶瓷：二氧化锆增强型硅酸锂玻璃陶瓷是2012年发行的新型高强度 CAD/CAM 陶瓷材料。其中的二氧化锆颗粒通过影响硅酸锂的结晶过程，使其晶体大小（达到 $0.5 \sim 1\ \mu m$）比普通的硅酸锂玻璃陶瓷晶粒（$2 \sim 3\ \mu m$）小6倍。二氧化锆的存在和细小的硅酸锂晶粒决定了高挠曲强度和透明度。此外，玻璃基质的存在利于机器的切削。

目前市面上的二氧化锆增强型硅酸锂玻璃陶瓷是德国的 Vita Suprinity（Vita Zahn Fabrick）和 CeltraDuo（Dentsply Sirona）。Suprinity 又称为琥珀瓷，处于预烧结状态，呈透明琥珀色，经切削、结晶后恢复正常牙色，弯曲强度可达 420 MPa，弹性模量约 70 GPa。而 CeltraDuo 是完全烧结的成品，两者组成相似，都含有 $8\% \sim 10\%$ 的二氧化锆。这类陶瓷材料断裂强度高，容易被车针切削（尤其是预烧结系统），且易在椅旁抛光。

这种玻璃陶瓷材料适用于前后牙区单个牙的粘接修复，如贴面、嵌体、覆盖体。目前，关于这类修复体的临床报道较少，但现有的文献表明，二氧化锆增强型硅酸锂玻璃陶瓷短期的修复效果良好，3年留存率为99%。

（3）多晶陶瓷

多晶陶瓷是一种非金属无机陶瓷材料，不含任何玻璃相基质，所有晶体规律紧密排列，其强度、硬度要比玻璃陶瓷高，不易被破坏。目前，市面上主要的多晶陶瓷多为二氧化锆基质。二氧化锆具有高硬度、高强度的特性，能承受最高的断裂载荷。弯曲强度和断裂韧性优于其他陶瓷，弹性模量和导热系数低，不容易附着菌斑，生物相容性高。但氧化锆陶瓷缺乏玻璃相结构，表面不易被酸蚀，硅烷偶联剂处理效果欠佳。喷砂可使其表面改性，产生由四方相向单斜晶相转变而成表面压缩层。二氧化锆陶瓷物理特性优良，但透明度稍差，需要长时间的高温烧结。临床上二氧化锆基陶瓷多应用于多单位桥、后牙单冠等。

尽管多晶陶瓷的主要缺点是透明度差，然而，现阶段越来越多的厂家开发出高透、超透氧化锆材料，逐渐能满足患者的美学要求。2016年市场出现的第一种氧化锆瓷块是Cerec zirconia（Dentsply Sirona），具有多层预着色的特点。抗弯曲性和抗断裂性至少是陶瓷粘接玻璃材料的三倍，报道的氧化锆断裂强度 > 1000 MPa。近期出现的新型CAD/CAM氧化锆应用材料具有更好的半透明性和美学效果，如 Mazic Zir HT、Mazic-Zir Ultra HT（Varicom co.）、LuxaCam Zircon HT Plus（DMG）、IPS e. max and zirCAD（Ivoclar Vivadent）等。

2. 树脂类材料

临时修复体是固定修复治疗的重要组成部分，通常由聚甲基、聚乙烯和双丙烯酸酯复合树脂等传统树脂材料制成。以聚甲基丙烯酸甲酯（PMMA）为基础的聚合物在不加入稀释剂的情况下预聚合，并储存至使用。其机械性能主要取决于化学成分和交联结构。结构性能可能优于传统树脂，例如由于孔隙、无空隙而导致的低机械稳定性，以及在混合、包装和凝固过程中发生的较低聚合收缩。临时修复体可以在较短的椅旁时间内完成。这些聚甲基丙烯酸甲酯基聚合物也可用于长期临时修复体。最常见的是：LuxaCam PMMA（DMG）、ArtBlock Temp（MERZ Dental GmbH）、TelioCAD（Ivoclar Vivadent）、Mazic Pro（Vericom co.）等。

（五）椅旁 CAD/CAM 修复常见的并发症

椅旁 CAD/CAM 修复常见的失败形式主要有修复体折裂、基牙牙体折裂、修复体失粘接及修复体类型选择不当。

1. 修复体折裂

修复体折裂是椅旁 CAD/CAM 修复最多见的失败形式。这与牙体预备时咬合面的预备量不足，或牙冠过短等修复空间不足导致最终的瓷层厚度过薄有关。后牙区过薄的瓷层在咀嚼压力下导致修复体裂纹与扩展。为此，需要有足够的牙体预备量，同时在选择修复材料时可使用增强型材料，如白榴石增强玻璃陶瓷、硅酸锂玻璃陶瓷、氧化锆增强型硅酸锂玻璃陶瓷等，可改善修复体的抗折强度。修复体折裂的第二个常见原因是牙体预备过程中出现过锐线角，导致修复体内部外形出现直角甚至锐角的不利几何构型，过锐的瓷层结构极易诱发应力集中。因此，牙体预备的精修环节必须将所有线角调磨圆钝，以避免应力集中的发生。

2. 基牙牙体折裂

基牙折裂主要是由于基牙剩余的牙体组织抗力形不足。大多数根管治疗后的牙体组织抗折强度显著下降。椅旁 CAD/CAM 修复时采用嵌体或高嵌体等修复设计，有时仍会出现牙折现象。采用髓腔固位冠（endocrown）设计减少了桩核冠的多重界面，可有效降低剩余牙体组织的应力。颈周牙本质厚度至少应在1 mm以上才可保证较好的修复效果，若在2 mm以上则具有更可靠的抗力，从而获得较佳的长期稳定性。因此，保证颈周牙本质厚度1 mm以上是选择髓腔固位冠修复的必要条件，从而降低牙折的风险。近期的三维有限元研究表明，对于设计为1 mm厚度、2 mm深度的髓腔固位冠，树脂纳米陶瓷

Lava ultimate 相对于 Vita Mark Ⅱ 和硅酸锂陶瓷 E. max 会传导较大的压力作用于牙体组织，需在临床应用中引起注意。

3. 修复体失粘接

修复体失粘接与过度依赖树脂粘接力及不当的预备体固位形有关。当牙釉质剩余量较多时，由于可以实现较强的玻璃陶瓷 – 树脂粘接剂 – 牙釉质复合体粘接力，对于固位形的设计可以适当放宽。根管治疗后的基牙，大多为大面积缺损，牙釉质量不足，髓腔中的硬化牙本质较多，因此牙本质的树脂粘接长期效果可能不佳。而髓腔固位冠能充分利用根管治疗后的髓腔，既能避免过多的牙体组织切削，又能充分实现箱洞固位。三维有限元分析发现，髓腔固位冠冠方预备成弯曲平面相对于平直平面可提供更大的粘接面积，更加适用于硅酸锂陶瓷 E. max 的粘接固位。另外，粘接操作中机油粘附、唾液污染也可导致粘接失败。因此，橡皮障隔湿辅助进行粘接操作更能确保长期的粘接效果。由于修复体脱落病例或存在固位形不足，或存在牙釉质量的缺乏，一般不建议重新粘接，最好是重行牙体预备，充分利用髓腔的箱洞固位形。在髓腔无法进一步利用时，则需考虑利用根管进行桩核冠修复设计。

4. 修复体类型选择不当

嵌体的失败形式主要为基牙折裂，提示其对于剩余牙体组织的保护作用不佳，特别是在根管治疗后牙体应谨慎使用。

高嵌体能充分利用缺损区和牙釉质获得稳定与固位作用，保留更多的轴面牙体组织，其折裂模式也与全冠相似。高嵌体的失败形式主要为修复体折裂和修复体失粘接，提示牙体预备时需要避免过薄过陡的几何构型，另外应适当增加机械固位型设计。贴面的失败率较低，可能与前牙受力较小及树脂粘接性能有关。

随着修复体几何构型从冠内设计、部分冠外设计，到完全冠外设计，其自身的修复体折裂风险也逐渐增高，可以通过选择高抗折强度的材料和增加修复体厚度来应对风险。而从微创角度进行选择设计，并运用高强度修复材料是更为合适的方法。

（权晶晶）

参考文献

1. DAVIDOWITZ G, KOTICK P G. Iconography：The Use of CAD/CAM in Dentistry.

2. MORA M A, CHENIN D L, ARCE R M. Software Tools and Surgical Guides in Dental-Implant-Guided Surgery. Dental Clinics of North America, 2014, 58(3)：597 – 626.

3. DURET F, PRESTON J D. CAD/CAM imaging in dentistry. Curr Opin Dent, 1991, 1(2)：150 – 154.

4. MÖRMANN W H, BRANDESTINI M, LUTZ F, et al. Chairside computer-aided direct ceramic inlays. Quintessence Int, 1989, 20(5)：329 – 339.

5. BLATZ M B, CONEJO J. The Current State of Chairside Digital Dentistry and Materials Dent Clin North Am, 2019, 63(2)：175 – 197.

6. LE C, PHAM D T. Reverse engineering：An industrial perspective, 2008.

7. 刘一帆, 郑秀丽, 于海, 等. 数字化印模技术在口腔修复中的应用. 实用口腔医学杂志, 2016, 32 (6): 879 - 885.

8. ZARINA R, JAINI J L, RAJ R S. Evolution of the Software and Hardware in CAD/CAM Systems used in Dentistry. International Journal of Preventive and Clinical Dental Research, 2017, 4(4): 284 - 291.

9. AHMAD N, ALI M, GAUR A, et al. CAD-CAM TECHNOLOGY IN PROSTHODONTICS-THE FUTURE IS HERE.

10. TING-SHU S, JIAN S. Intraoral Digital Impression Technique: A Review. J Prosthodont, 2015, 24(4): 313 - 321.

11. DE PARIS MATOS T, WAMBIER L M, FAVORETO M W, et al. Patient-related outcomes of conventional impression making versus intraoral scanning for prosthetic rehabilitation: A systematic review and meta-analysis. J Prosthet Dent, 2021, S0022 - 3913(21): 00493 - 00495.

12. CICCIù M, FIORILLO L, D'AMICO C, et al. 3D Digital Impression Systems Compared with Traditional Techniques in Dentistry: A Recent Data Systematic Review. Materials (Basel), 2020, 13(8): 1982.

13. SANNINO G, GERMANO F, ARCURI L, et al. CEREC CAD/CAM Chairside System ORAL and Implantology, 2014, 7(3): 57 - 70.

14. ALAMMAR A, KOIS J C, REVILLA-LEóN M, et al. Additive Manufacturing Technologies: Current Status and Future Perspectives. J Prosthodont, 2022, 31(S1): 4 - 12.

15. FASBINDER D J, STERLITZ S J. DIGITAL DENTAL TECHNOLOGY: SYSTEMS EVOLUTION AND APPLICATION. EMBRACING NOVEL TECHNOLOGIES IN DENTISTRY AND ORTHODONTICS, 2019, 1001, 36.

16. 于皓, 王贻宁. 计算机辅助设计与计算机辅助制作技术在口腔修复中的应用. 国际口腔医学杂志, 2008, 03: 344 - 346.

17. 刘欣然, 郭航, 刘峰. 椅旁数字化修复系统的历史和发展. 中国实用口腔科杂志, 2014, 7(12): 762 - 766.

18. BLATZ M B, CONEJO J. The Current State of Chairside Digital Dentistry and Materials. Dental Clinics of North America, 2019, 63(2): 175 - 197.

19. BOHNER L O, NETO P T, AHMED A S, et al. CEREC Chairside System to Register and Design the Occlusion in Restorative Dentistry: A Systematic Literature Review. J Esthet Restor Dent, 2016, 28(4): 208 - 220.

20. GRACIS S, THOMPSON V P, FERENCZ J L, et al. A new classification system for all-ceramic and ceramic-like restorative materials. Int J Prosthodont, 2015, 28(3): 227 - 235.

21. YUZBASIOGLU E, KURT H, TURUNC R, et al. Comparison of digital and conventional impression techniques: evaluation of patients' perception, treatment comfort, effectiveness and clinical outcomes. BMC Oral Health, 2014, 14: 10.

22. 郭馨蔚, 张志民, 赵洪岩. CAD/CAM 陶瓷材料的分类及研究进展. 口腔生物医学, 2019, 10(2): 109 - 113.

23. YAMAGUCHI S, KANI R, KAWAKAMI K, et al. Fatigue behavior and crack initiation of CAD/CAM resin composite molar crowns. Dent Mater, 2018, 34(10): 1578 - 1584.

24. RUSE N D, SADOUN M J. Resin-composite blocks for dental CAD/CAM applications. J Dent Res, 2014,

93(12): 1232 - 1234.

25. SPITZNAGEL F A, BOLDT J, GIERTHMUEHLEN P C. CAD/CAM Ceramic Restorative Materials for Natural Teeth. J Dent Res, 2018, 97(10): 1082 - 1091.

26. LAWSON N C, BANSAL R, BURGESS J O. Wear, strength, modulus and hardness of CAD/CAM restorative materials. Dent Mater, 2016, 32(11): e275 - e283.

27. YAMAGUCHI S, INOUE S, SAKAI T, et al. Multi-scale analysis of the effect of nano-filler particle diameter on the physical properties of CAD/CAM composite resin blocks. Comput Methods Biomech Biomed Engin, 2017, 20(7): 714 - 719.

28. YOSHIHARA K, NAGAOKA N, MARUO Y, et al. Sandblasting may damage the surface of composite CAD-CAM blocks. Dent Mater, 2017, 33(3): e124 - e135.

29. ZHANG Y, MAI Z, BARANI A, et al. Fracture-resistant monolithic dental crowns. Dent Mater, 2016, 32 (3): 442 - 449.

30. HASHIM D, CIONCA N, COURVOISIER D S, et al. A systematic review of the clinical survival of zirconia implants. Clin Oral Investig, 2016, 20(7): 1403 - 1417.

31. BLATZ M B, VONDERHEIDE M, CONEJO J. The Effect of Resin Bonding on Long-Term Success of High-Strength Ceramics. J Dent Res, 2018, 97(2): 132 - 139.

32. MAO L, KAIZER M R, ZHAO M, et al. Graded Ultra-Translucent Zirconia (5Y-PSZ) for Strength and Functionalities. J Dent Res, 2018, 97(11): 1222 - 1228.

33. TONG H, TANAKA C B, KAIZER M R, et al. Characterization of three commercial Y-TZP ceramics produced for their high-translucency, high-strength and high-surface area. Ceram Int, 2016, 42(1 Pt B): 1077 - 1085.

34. MARCHESI G, CAMURRI PILONI A, NICOLIN V, et al. Chairside CAD/CAM Materials: Current Trends of Clinical Uses. Biology (Basel), 2021, 10(11).

35. LAMBERT H, DURAND J C, JACQUOT B, et al. Dental biomaterials for chairside CAD/CAM: State of the art. J Adv Prosthodont, 2017, 9(6): 486 - 495.

36. BELLI R, PETSCHELT A, HOFNER B, et al. Fracture Rates and Lifetime Estimations of CAD/CAM All-ceramic Restorations. J Dent Res, 2016, 95(1): 67 - 73.

37. LI R W, CHOW T W, MATINLINNA J P. Ceramic dental biomaterials and CAD/CAM technology: state of the art. J Prosthodont Res, 2014, 58(4): 208 - 216.

38. OTTO T, SCHNEIDER D. Long-term clinical results of chairside Cerec CAD/CAM inlays and onlays: a case series. Int J Prosthodont, 2008, 21(1): 53 - 59.

39. OTTO T, MÖRMANN W H. Clinical performance of chairside CAD/CAM feldspathic ceramic posterior shoulder crowns and endocrowns up to 12 years. Int J Comput Dent, 2015, 18(2): 147 - 161.

40. WIEDHAHN K, KERSCHBAUM T, FASBINDER D F. Clinical long-term results with 617 Cerec veneers: a nine-year report. Int J Comput Dent, 2005, 8(3): 233 - 246.

41. REISS B. Clinical results of Cerec inlays in a dental practice over a period of 18 years. Int J Comput Dent, 2006, 9(1): 11 - 22.

42. KELLY J R, BENETTI P. Ceramic materials in dentistry: historical evolution and current practice. Aust Dent J, 2011, 56 Suppl 1: 84 - 96.

43. NEJATIDANESH F, AMJADI M, AKOUCHEKIAN M, et al. Clinical performance of CEREC AC Bluecam conservative ceramic restorations after five years—A retrospective study. J Dent, 2015, 43(9): 1076 - 1082.

44. TYSOWSKY G W. The science behind lithium disilicate: a metal-free alternative. Dent Today, 2009, 28 (3): 112 - 113.

45. YILDIZ C, VANLıOǦLU B A, EVREN B, et al. Fracture resistance of manually and CAD/CAM manufactured ceramic onlays. J Prosthodont, 2013, 22(7): 537 - 542.

46. BRANDT S, WINTER A, LAUER H C, et al. IPS e. max for All-Ceramic Restorations: Clinical Survival and Success Rates of Full-Coverage Crowns and Fixed Partial Dentures. Materials (Basel), 2019, 12(3): 462.

47. PIEGER S, SALMAN A, BIDRA A S. Clinical outcomes of lithium disilicate single crowns and partial fixed dental prostheses: a systematic review. J Prosthet Dent, 2014, 112(1): 22 - 30.

48. MOUSLY H A, FINKELMAN M, ZANDPARSA R, et al. Marginal and internal adaptation of ceramic crown restorations fabricated with CAD/CAM technology and the heat-press technique. J Prosthet Dent, 2014, 112 (2): 249 - 256.

49. REICH S, SCHIERZ O. Chair-side generated posterior lithium disilicate crowns after 4 years. Clin Oral Investig, 2013, 17(7): 1765 - 1772.

50. ELDWAKHLY E, AHMED D R M, SOLIMAN M, et al. Color and translucency stability of novel restorative CAD/CAM materials. Dent Med Probl, 2019, 56(4): 349 - 356.

51. RINKE S, PFITZENREUTER T, Leha A, et al. Clinical evaluation of chairside-fabricated partial crowns composed of zirconia-reinforced lithium silicate ceramics: 3-year results of a prospective practice-based study. J Esthet Restor Dent, 2020, 32(2): 226 - 235.

52. AWADA A, NATHANSON D. Mechanical properties of resin-ceramic CAD/CAM restorative materials. J Prosthet Dent, 2015, 114(4): 587 - 593.

53. FASBINDER D J. Clinical Performance of CAD/CAM-Generated Composite Inlays After 10 Years. Current opinion in cosmetic dentistry, 2013, 28(4): 134.

54. MEMARI Y, MOHAJERFAR M, ARMIN A, et al. Marginal Adaptation of CAD/CAM All-Ceramic Crowns Made by Different Impression Methods: A Literature Review. J Prosthodont, 2019, 28(2): e536 - e544.

55. 包旭东, 高学军. 椅旁 CAD/CAM 数字化修复. 中国实用口腔科杂志, 2016, (96): 321 - 325.

56. ZIMMERMANN M, MEHL A, REICH S. New CAD/CAM materials and blocks for chairside procedures. Int J Comput Dent, 2013, 16(2): 173 - 181.

57. FASBINDER D J, DENNISON J B, HEYS D, et al. A clinical evaluation of chairside lithium disilicate CAD/CAM crowns: a two-year report. J Am Dent Assoc, 2010, 141 Suppl 2: 10s - 14s.

58. SANNINO G, GLORIA F, OTTRIA L, et al. Influence of finish line in the distribution of stress trough an all ceramic implant-supported crown. : A 3D Finite Element Analysis. Oral Implantol (Rome), 2009, 2 (2): 14 - 27.

59. LIN C L, CHANG Y H, PA C A. Estimation of the risk of failure for an endodontically treated maxillary premolar with MODP preparation and CAD/CAM ceramic restorations. J Endod, 2009, 35(10): 1391 - 1395.

60. SEDREZ-PORTO J A, ROSA W L, DA SILVA A F, et al. Endocrown restorations: A systematic review and meta-analysis. Journal of Dentistry, 2016, 52: 8 - 14.

61. MUNAGA S, CHITUMALLA R, KUBIGIRI S K, et al. Effect of saliva contamination on the shear bond

strength of a new self-etch adhesive system to dentin. J Conserv Dent, 2014, 17(1): 31 - 34.

62. BINDL A, RICHTER B, MÖRMANN W H. Survival of ceramic computer-aided design/manufacturing crowns bonded to preparations with reduced macroretention geometry. Int J Prosthodont, 2005, 18(3): 219 - 224.

63. 马骏驰, 李谨, 曾晓燕, 等. 椅旁 CAD/CAM 系统修复失败的原因分析. 口腔疾病防治, 2017, 25(11): 723 - 728.

64. MENG Q, ZHANG Y, CHI D, et al. Resistance fracture of minimally prepared endocrowns made by three types of restorative materials: a 3D finite element analysis. J Mater Sci Mater Med, 2021, 32(11): 137.

65. ZHANG Y, LAI H, MENG Q, et al. The synergetic effect of pulp chamber extension depth and occlusal thickness on stress distribution of molar endocrowns: a 3-dimensional finite element analysis. J Mater Sci Mater Med, 2022, 33(7): 56.

二、下颌磨牙深龋的 CAD/CAM 嵌体修复

（一）病例简介

患者 15 岁，女性，因"左下后牙深龋洞"就诊。患者家长诉患者左下后牙牙洞经常性食物嵌塞，导致患牙疼痛不适半年，进冷食物时刺激痛，无明显自发痛和夜间痛史。口内检查 37 合面可见大面积龋损，洞内可探及大量黑色腐质，未探及穿髓点。电测与同颌同名牙一致，冷测轻度敏感，刺激去除后恢复正常。牙列无明显拥挤，咬合无明显异常。牙龈未见明显红肿，BOP(+)。根尖片示 37 冠部大面积低密度影近髓，根尖发育完成，根尖区未见明显异常（图 6-2-1）。

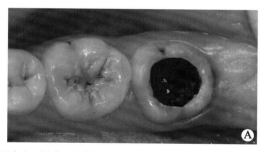 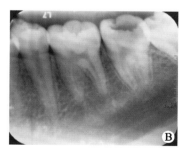

A. 37 合面中央可见大面积龋洞；B. 37 根尖片示冠部大面积低密度影近髓，根尖发育完成，根尖区未见明显异常。

图 6-2-1　病例初诊口内照和根尖片

（二）病例诊断

37 深龋：患者自述左下后牙牙洞经常性食物嵌塞，导致患牙疼痛不适半年，尤其进冷食物时刺激痛，无明显自发痛和夜间痛史。口内检查发现 37 合面大面积深龋，探及大量黑色腐质，电测与同颌同名牙一致，冷测有轻度敏感。龋病进展到牙本质深层时为

深龋，通常可见较深的龋洞，易被探查。邻面深龋和隐匿性龋可仅有色泽改变，此时应结合患者的临床表现和 X 线片加以诊断。根据患者的主观症状、体征，结合根尖片诊断为深龋，但应注意与可复性牙髓炎和慢性牙髓炎等相鉴别。

（三）治疗方案

治疗方案选择如下。

1. 37 银汞合金充填术：去净龋坏组织后银汞合金充填。银汞合金具有抗压强度好、耐磨性强、性能稳定、对牙髓无刺激、操作方便等特点，常用于后牙充填。本例患者龋损面积过大，由于银汞合金与牙齿组织之间无粘接性，窝洞提供的机械固位可能不足，导致充填体脱落。

2. 37 复合树脂充填术：去净龋坏组织后复合树脂充填术。复合树脂具有美观、绝缘、保存牙体组织、增强剩余牙体组织的优点。本例患牙合面龋坏面积较大，复合树脂充填易产生聚合收缩，导致微渗漏发生，易产生继发龋和充填体折裂等。

3. 37 全冠修复：去净龋坏组织并树脂充填后，全冠修复。全冠修复适用于因龋坏造成牙体缺损较大，充填治疗无法满足要求的患牙，全冠修复需要磨除较多的健康牙体组织，不符合牙体微创治疗的原则，并且本例患牙合龈距短，全冠修复条件欠佳。

4. 37 CAD/CAM 高嵌体修复：去净龋坏组织后行高嵌体修复，高嵌体具有很好保护剩余牙体组织的特点，高嵌体合面牙体组织被修复体覆盖，剩余侧壁牙体组织受力由侧向力变为压应力，降低牙折的风险。结合 CAD/CAM 椅旁修复技术，即刻恢复患牙的形态、功能与咬合关系，避免修复期间出现牙折和牙髓炎症等风险。缺点是 CAD/CAM 修复费用较直接充填修复高。

考虑患者年龄、美观、保留健康牙体组织和保护牙髓组织等因素，与患者家长沟通并知情同意后，选择行 37 CAD/CAM 高嵌体修复治疗。

（四）治疗过程及复查

1. 初诊：阿替卡因局麻下 37 去净周边龋损组织，去除软龋组织，以不能探及软龋组织为准，保留近髓处褐色硬化牙本质，降低合面高度 1.5 mm，排龈，口内左侧上下颌扫描取模，描记预备体边缘线，要求光滑、连续，确定修复体进入就位道。调整修复体合面的高度和形态、颊舌面轴面形态及邻接区，注意修复体完全位于瓷块范围内，连接杆避开邻面以免磨除柄时影响邻接，通过无线传输驱动研磨仪切削瓷块制作优韧瓷高嵌体；口内试戴修复体，修复体完全就位，咬合无明显高点、无翘动、邻接区合适。修复体进行旋风轮抛光，超声荡洗 3 分钟，并对组织面进行喷砂处理，以组织面呈哑光色即可；轻吹，37 上橡皮障，牙面磷酸酸蚀，调拌双固化树脂水门汀，涂布于修复体粘接面，修复体就位，初始光固化 1 s，去除多余树脂水门汀，多角度光固化 20 s。拆除橡皮障，检查咬合，调合，抛光（图 6 - 2 - 2）。

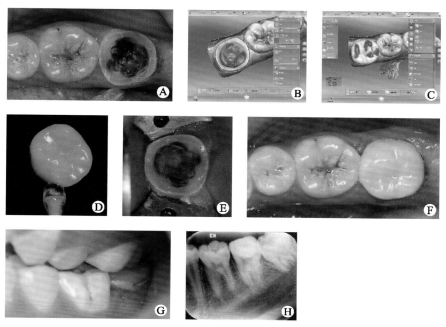

A. 37 去腐，牙体预备；B. 37 口内扫描和划线；C. 设计修复体；D. 修复体研磨完成，抛光；
E. 37 上橡皮障；F. 高嵌体粘接完成即刻口内照；G. 高嵌体粘接完成即刻咬合照；
H. 高嵌体粘接完成即刻根尖片。

图 6-2-2　37 治疗过程图片

2. 复查：患者术后 12 个月和 20 个月复诊，主诉无不适，检查牙龈无肿胀不适，37 无叩痛，修复体密合，电活力测试与对侧健康同名牙一致，根尖片显示 37 根尖区未见异常。

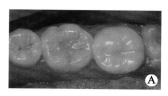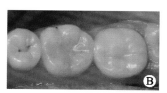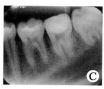

A. 12 个月复查 37 口内合面照；B. 20 个月复查 37 口内合面照；C. 术后 1 年复查 X 线片。

图 6-2-3　37 术后复查图片

（五）小结

本病例的特点是年轻患者牙体龋损面积大，但未穿髓，无明显牙髓炎症状，因此如何完成牙体缺损修复并阻止牙髓感染是患牙治疗的重点。对于这种大面积龋损的下颌磨牙，尽管常规的直接树脂充填可以完成修复，但是大面积的树脂充填易产生聚合收缩，远期可能形成继发龋，导致治疗失败。因此，选择高嵌体间接修复这种大面积龋损是比较理想的修复方法。

本病例患牙龋损较深，近髓，去腐时采用选择性去腐，尽量去除软龋组织，保留近髓处硬化龋损组织。Jardim 等通过一项 5 年临床的回顾性研究，选择性去除软龋组织，保留龋洞底近髓硬化龋损组织对牙体修复的成功率没有影响。一项 10 年的临床追踪研究显示，复合树脂充填体覆盖于未去净龋损的龋洞内，与银汞合金充填去净龋损组织浅龋的成功率相近。因此对于深龋牙齿也可以考虑保留近髓处的部分硬化龋损组织，以避免在去龋时穿髓。

本病例中牙体预备后，若采用传统的硅橡胶取模进行修复，需要制备临时修复体，但临时修复体由于固位型不佳和粘接力不足易脱落，近髓处牙体组织暴露时间过长，引起牙髓感染。采用椅旁 CAD/CAM 一次性修复可以避免临时修复体的制作和多次复诊，提高活髓牙间接修复的成功率。本病例选择的修复体类型为高嵌体，具有固位不佳的特点，因此在牙体预备时尽量保留更多的釉质粘接面，通过双固化树脂水门汀粘接固位，以确保粘接效果。高嵌体修复体直接覆盖合面具有保护牙体组织，消除了薄壁弱尖，降低牙体折裂的风险。因此，本病例下颌第二磨牙大面积龋损采用椅旁 CAD/CAM 高嵌体修复是一种理想的修复治疗方案。

（童忠春）

参考文献

1. MORASCHINI V, FAI C K, ALTO R M, et al. Amalgam and resin composite longevity of posterior restorations：A systematic review and meta-analysis. J Dent 2015, 43(9)：1043 – 1050.

2. SOARES C J, FARIA E S A L, RODRIGUES M P, et al. Polymerization shrinkage stress of composite resins and resin cements-What do we need to know? Braz Oral Res 2017, 31(suppl 1)：e62.

3. JARDIM J J, MESTRINHO H D, KOPPE B, et al. Restorations after selective caries removal：5-Year randomized trial. J Dent 2020, 99：103416.

4. MERTZ-FAIRHURST E J, CURTIS J W JR, ERGLE J W, et al. Ultraconservative and cariostatic sealed restorations：results at year 10. J Am Dent Assoc 1998;129(1)：55 – 66.

5. PERDIGAO J, ARAUJO E, RAMOS R Q, et al. Adhesive dentistry：Current concepts and clinical considerations. J Esthet Restor Dent 2021, 33(1)：51 – 68.

三、上颌磨牙慢性根尖周炎伴隐裂的序列治疗

（一）病例基本情况

患者 35 岁，男性，因"左上后牙咬物不适疼痛两月"就诊。患者诉左上后牙咬物不适疼痛两月，无明显自发痛、夜间痛。口内检查全口牙龈轻度红肿，未探及明显深牙周袋，牙列拥挤，深覆合，BOP（ + ），26 合面见近远中向隐裂纹，叩诊不适，无松动，

咬诊疼痛，冷测和热测无明显反应。根尖片示 26 髓腔缩小，根管影像不清，近颊和远颊牙周膜增宽。

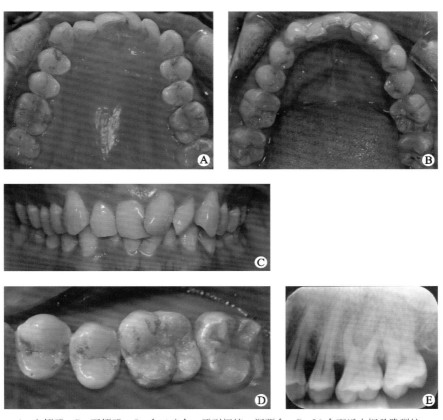

A. 上颌牙；B. 下颌牙；C. 全口咬合：牙列拥挤，深覆合；D. 26 合面近中探及隐裂纹；
E. 根尖片示 26 髓腔缩小、根管影像不清。

图 6-3-1 病例初诊口内照和根尖片

（二）病例诊断

1. 26 慢性根尖周炎：患者述左上后牙咬物不适两月，无自发痛、夜间痛。口内检查发现 26 近远中向隐裂纹，叩诊不适，无松动，咬诊疼痛。根尖片示 26 髓腔缩小。慢性根尖周炎是指因根管内长期存在感染及病原刺激物刺激而导致的根尖周组织的慢性炎症，一般无明显自觉症状，患者多有牙髓病史、反复肿痛或牙髓治疗史，可因咬物不适或牙龈脓疱就诊。根据患者根尖片结果，并结合病史、牙体缺损情况、牙髓活力测试结果等易于确诊。

2. 26 牙隐裂：26 合面近中探及隐裂纹。隐裂好发于第一磨牙，以上颌第一磨牙近舌尖部位多发，有时肉眼不易发觉，使用口腔手术显微镜或龙胆紫等深色液体浸染有助于隐裂的发现。隐裂牙会有激发痛、咬合痛、自发痛等，有时症状不明显，这时患牙定位不准确，咬诊、叩诊和探诊加力出现明确疼痛可辅助确诊牙位。除主诉牙外，还应注意患者全口牙咬合情况。

（三）治疗方案

26 除隐裂纹外，无其他明显牙体缺损，因此判断隐裂是引起咬合疼痛不适的主要原因，裂纹局限于牙冠部时，经过根管治疗联合全冠修复，通常愈后较好。若裂纹深度已达髓室底，则患牙通常预后较差，应予以拔除。

治疗方案选择如下：26 根管治疗后 CAD/CAM 全冠修复。26 未治疗前先进行口内扫描，保留牙冠原有形态，进行 26 的一次性根管治疗术，26 完善根管治疗后行椅旁数字化 CAD/CAM 全冠修复。完善的根管治疗术和尽早全冠修复是隐裂牙治疗的重要因素。椅旁数字化 CAD/CAM 修复可即刻修复患牙的形态和功能，防止开髓引起牙冠抗折力进一步下降引起的冠折，同时提供良好的冠方封闭。26 牙冠本身比较完整，可在治疗前预先扫描口内影像，通过椅旁数字化 CAD/CAM 软件设计，在 26 原有牙冠形态基础上对隐裂处解剖结构进行适当调整，降低牙尖高度，设计最终全冠修复体，以获得远期治疗效果。告知上述治疗方案、相关预后及费用等，患者知情理解，要求尽量保守处理。

（四）治疗过程及复查

1. 口内扫描：利用 CEREC 软件的复制模式，获取 26 牙冠正常解剖形态。
2. 根管治疗：26 橡皮障隔离，DOM 下开髓，髓腔近中壁和远中壁均可见裂纹，探查根管口，10 号初尖锉确定工作长度，NiTi 器械根管预备，3% 次氯酸钠和生理盐水根管冲洗，生物陶瓷封闭剂结合主尖根管充填，大块树脂进行髓腔充填，术后根充片显示：26 根管恰填。
3. 全冠修复体制备：口内扫描获取 26 预备后，牙体形态描记预备体边缘线，要求光滑、连续。确定修复体进入的就位道。调整修复体合面的高度和形态，颊舌面轴面形态和饱满程度，调整好修复体的邻接，选择合适的瓷块大小，安置连接杆方向和位置，驱动研磨仪，完成 EMAX 修复体制作，去除连接杆、上釉、个性化染色、结晶。
4. 全冠修复体粘接：口内修复体试戴，检查修复体是否完全就位、无明显咬合高点、无翘动、邻接区松紧度适中。试戴合适后取出，修复体组织面氢氟酸酸蚀 60 秒，超声荡洗 3 分钟，涂布 Single Bond Universal，吹匀，26 上橡皮障，牙面磷酸酸蚀 30 秒、冲洗、吹干，涂布 Single Bond Universal，吹匀，光照，调制双固化树脂水门汀粘接剂，放置于修复体组织面，修复体就位，初始固化，去除多余粘接剂，牙线清洁邻间隙水门汀，光固化，拆除橡皮障，检查咬合，抛光（图 6 - 3 - 2）。

复查：患者 2 年后复诊，主诉无不适，检查牙龈无肿胀不适，26 无叩痛。根尖片显示 26 根充恰填，根尖无低密度影，牙周膜未见增宽（图 6 - 3 - 3）。

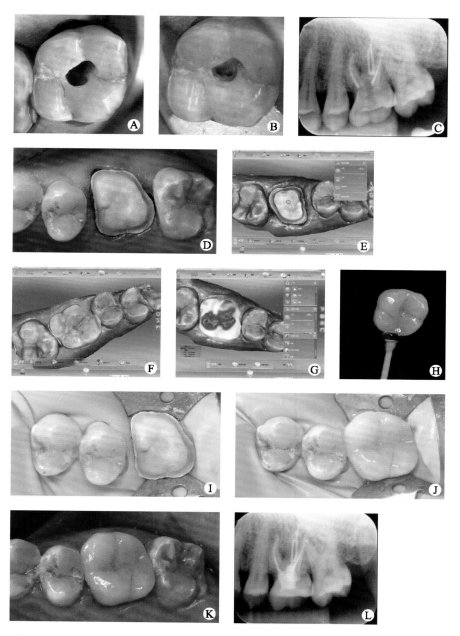

A. 26 开髓；B. 26 腭根管双根管；C. 26 根管充填根尖片显示恰填；D. 26 全冠牙体预备；E. CAD/CAM 软件设计；F. 复制原牙冠解剖形态；G. 自动生成修复体；H. 研磨、上釉、结晶后的冠修复体；I. 26 上橡皮障；J. 冠修复体粘接完成；K. 26 冠修复后的口内照；L. 26 冠修复后根尖片。

图6-3-2 26 治疗过程图片

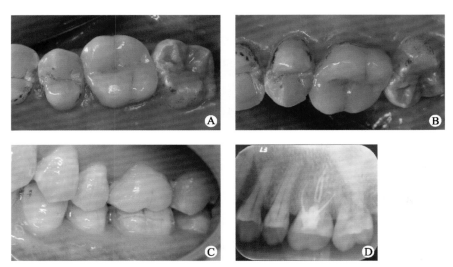

A. 术后 2 年口内合面；B. 术后 2 年口内腭面；C. 术后 2 年口内咬合；D. 术后 2 年根尖片。

图 6 - 3 - 3   26 复查图片

（五）小结

引起牙隐裂的因素有很多，包括咬合因素、解剖因素、创伤和年龄因素等，其中咬合因素是隐裂牙最常见的原因。随着年龄增长，隐裂牙的发病率增高，30～50 岁的成年人，隐裂牙的发病率达到 34%～74%，女性高于男性。隐裂牙有时不易诊断，可以通过口腔手术显微镜放大观察、冷测敏感、咬诊或探诊疼痛、深色液体浸染及光线透射并结合病史进行隐裂牙的诊断，而根尖片对于观察冠部隐裂纹作用较小。隐裂牙根据折裂的深度和细菌通过裂纹进入到牙髓的程度，患牙可表现为不同的临床症状，比较典型的症状有咬合痛和不明原因的冷刺激痛。我们也应注意与隐裂牙有相似症状的疾病进行鉴别，如咬合创伤、牙本质敏感症、修复术后敏感和三叉神经痛等。隐裂牙常见的修复方式有调合、树脂充填、不锈钢带环、嵌体、高嵌体和全冠，全冠是治疗隐裂牙的首选方案，通过双固化树脂水门汀粘接将全冠和预备的牙体组织牢固连成一整体，在咬合运动时冠修复体可保持牙体组织作为整体运动，降低对裂纹处的应力，其患牙生存率显著高于其他修复方式。

本病例的 26 隐裂牙致病因素可能是由于牙列拥挤导致咬合异常引起的。26 肉眼可见明显隐裂纹，存在冷刺激痛和咬合不适，一般建议根管治疗后全冠修复。若患牙开随后发现裂纹深至髓室底，通常预后较差，则建议拔除患牙。隐裂牙完成根管治疗术后，应尽早完成冠部修复，数字化椅旁 CAD/CAM 可一次性完成患牙修复，缩短疗程，提高隐裂牙的保存率。本病例 26 通过一次性根管治疗后即刻进行椅旁数字化 CAD/CAM 冠部修复，根据患牙和对颌牙冠部形态进行牙尖高度调整，降低患牙折裂的潜在风险，同时减少根管治疗后隐裂牙暴露在口腔内时间，避免再次感染风险，2 年后复查结果表明根尖区愈合良好，形态功能正常，为提高隐裂牙的远期保存率提供可靠的治疗方法。

（童忠春）

参考文献

1. LI F,DIAO Y,WANG J,et al. Review of Cracked Tooth Syndrome：Etiology,Diagnosis,Management,and Prevention. Pain research & management,2021：2021,3788660.

2. ELLIS S G,MACFARLANE T V,MCCORD J F. Influence of Patient Age on the Nature of Tooth Fracture. Journal of Prosthetic Dentistry,1999,82,226 – 230.

3. BANERJI S,MEHTA S B,MILLAR B J. The management of cracked tooth syndrome in dental practice. British dental journal,2017,222(9),659 – 666.

4. TÜRP J C,GOBETTI J P. The cracked tooth syndrome：an elusive diagnosis. Journal of the American Dental Association. 1996,127(10),1502 – 1507.

5. GREEN J I. Prevention and Management of Tooth Wear：The Role of Dental Technology. Primary dental journal,2016,5(3),30 – 33.

6. BATALHA-SILVA S,DE ANDRADA M A,MAIA H P,et al. Fatigue resistance and crack propensity of large MOD composite resin restorations：direct versus CAD/CAM inlays. Dental materials：official publication of the Academy of Dental Materials,2013,29(3),324 – 331.

四、下颌磨牙慢性根尖周炎的冠根一体化治疗

（一）病例基本情况

患者 27 岁，女性，主诉左下后牙咬物不适一年余。左下后牙数年前曾在外院行"根管治疗"及"牙冠修复"，具体原因不详，一直无明显不适。一年前发现左下后牙咬物出现不适，进食时尤为明显，今就诊我院牙体牙髓病科要求治疗。否认全身疾病史及过敏史。口内检查 37 全冠修复，边缘不密合，不松动，叩痛（＋），四周牙龈黏膜略红，探诊出血，邻牙无叩痛、不松动，牙髓活力测试正常。X 线片显示 37 冠部高密度影，冠边缘存在低密度影（图 6 – 4 – 1A）。37 根管系统呈"C"形影像，根充不良，欠密合，

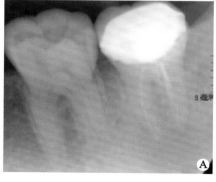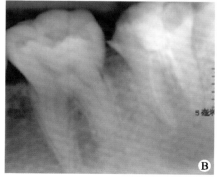

A. 37 术前 X 线片；B. 37 拆除全冠后 X 线片。

图 6 – 4 – 1　术前及修复体拆除后 X 线片

近远中根均欠填，根尖区见明显低密度影。牙周膜间隙影像增宽，牙槽嵴顶未见明显吸收。37 拆除全冠后 X 线片显示根尖区低密度影范围较大（图 6 - 4 - 1B）。

（二）病例诊断

37 慢性根尖周炎（根管治疗后疾病）：37 已行根管治疗，X 线片提示 37 冠部高密度影，根管内根充影像稀疏，近远中根欠填影像，根尖区圆形低密度影范围较大。牙周膜间隙影像稍增宽，无明显牙槽骨吸收影像。37 口内探诊未探及深牙周袋。因此诊断为 37 慢性根尖周炎。

（三）治疗方案

1. 37 非手术根管再治疗：尝试先进行规范化显微根管再治疗，在橡皮障隔离下尽量将根管内原充填物去净，重行根管预备、封药、根管充填和冠部封闭。由于患牙最初进行根管治疗的原因是否为龋病、咬合创伤等不明确，而且 C 形根管系统解剖复杂，因此存在根管再治疗失败的可能性。若治疗后患牙仍有症状或根尖周病变不愈合，可能需考虑显微根尖手术、意向性再植等。

2. 37 完善冠方修复：建议完成根管治疗后观察 1～3 个月，复查拍摄 X 线片观察到根尖周病变愈合或有明显好转迹象时考虑进行冠修复。

3. 37 拔除后择期修复：由于 37 根尖区骨质破坏明显，残留牙体组织少，保守治疗预后不确定，可考虑拔除后择期修复。

介绍上述方案的治疗过程、相关预后及费用等，患者知情同意，拟先尝试 37 非手术根管再治疗。

（四）治疗过程

1. 初诊：37 拆冠后牙体组织位于龈上 2～3 mm，咬合空间不足。不良修复体拆除前后 X 线片均发现根管充填物稀疏欠充，根尖圆形低密度影范围较大，无明显牙周病损，提示根尖区感染可能来源于根管治疗质量欠佳。37 橡皮障隔离，口腔手术显微镜辅助下去除冠方充填体，见牙体及髓底无明显裂纹，根管内牙胶充填物稀疏（图 6 - 4 - 2A）。应用治疗锉去除根管内充填物，显微镜下见根管口呈 "C" 形，分别由近中入路、宽大峡区及远中入路组成，近中及远中入路长度均为 20 mm。去除根管内充填物后，根尖区有少许血性渗出至根管内（图 6 - 4 - 2B）。常规应用镍钛根管器械进行根管预备，其中远中根管通路预备到 50 04#，近中根管通路预备到 40 04#。同时使用 3% 次氯酸钠进行根管超声荡洗，干燥根管，氢氧化钙封药 2 周（图 6 - 4 - 2C）。

2. 复诊：患者两周后复诊主诉患牙无明显不适。口内检查：37 暂封完整，无叩痛，牙龈黏膜无明显红肿。37 橡皮障隔离，显微镜下去暂封，次氯酸钠根管冲洗，生理盐水终末冲洗，干燥根管，iRoot SP 单尖充填 "C" 形根管近中及远中入路根尖段，热牙胶注射峡区及根管中上段。玻璃离子暂封，术后 X 线片显示根管充填良好（图

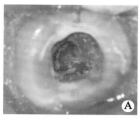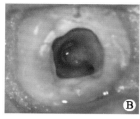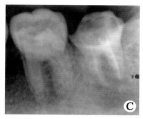

A. DOM 下见 37 根管内牙胶充填物稀疏；B. 去尽根管内充填物后 DOM 下见根管口呈 "C" 形；
C. 37 氢氧化钙封药 2 周后 X 线片。

图 6-4-2 术中治疗图片及封药后 X 线片

6-4-3A)。1 个月及 3 个月复查提示根尖区骨质密度稍增加，圆形病变区呈愈合趋势（图 6-4-3B~C)。

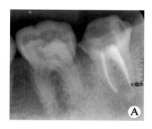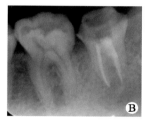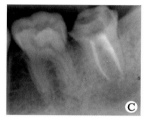

图 6-4-3 术后即刻（A）、术后 1 个月（B）、术后 3 个月（C）复查 X 线片

3. 复查及修复计划制定：术后 3 个月口内检查 37 充填体完整，无叩痛，牙龈无明显红肿（图 6-4-4A)。37 与对颌牙咬合空间较小（图 6-4-4B)。术后 1~3 个月 X 线片显示 37 根尖周暗影持续缩小，提示根尖区病变呈愈合迹象。考虑到 37 咬合距离和咬合空间的情况，拟采用 EMAX 全瓷髓腔固位冠完善修复。

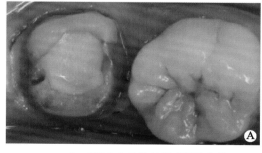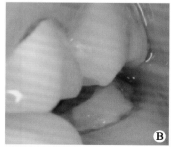

A. 术后 3 个月检查 37 充填体完整；B. 37 与对颌牙咬合空间较小。

图 6-4-4 复查口内照及咬合口内照

4. 基牙预备：37 去暂封及原冠部充填体，流体树脂封闭根管口，合面降低至齐龈，制备对接式肩台，髓腔预备，侧壁外敞 10°~12°，洞底平整，线角圆钝（图 6-4-5)。

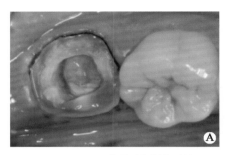
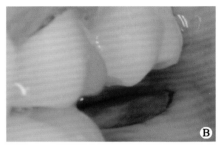

A. 37 备牙后即刻合面照；B. 37 备牙后与对颌牙咬合空间情况。

图 6 - 4 - 5　基牙预备后口内照

5. 修复体 CAD/CAM 制作：排龈暴露 37 预备体边缘，椅旁数字化印模扫描预备体，扫描软件确定修复体边缘（图 6 - 4 - 6A）。CAD 设计修复体，确定无明显咬合高点（图 6 - 4 - 6B ～ C）；使用 Emax 瓷块进行体外 CAM 切割。

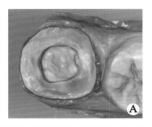
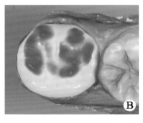
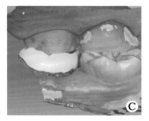

A. 扫描软件确定 37 修复体边缘；B. CAD 设计 37 修复体情况；C. 设计修复体与对颌牙无明显咬合高点。

图 6 - 4 - 6　修复体数字印模及设计

6. 修复体试戴及粘接：37 修复体试戴，确认边缘适应性良好，邻接触正常，同时无明显咬合高点；修复体高温烧结，粘接前准备：抛光、组织面喷砂、酸蚀，超声清洁；基牙选择性酸蚀，粘接，调合（图 6 - 4 - 7A，图 6 - 4 - 7B），术后摄 X 线片（图 6 - 4 - 7C）。

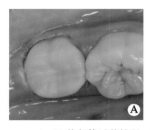
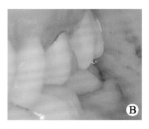
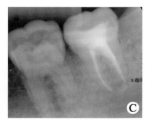

A. 37 修复体试戴情况；B. 37 试戴后与对颌牙咬合情况；C. 37 粘接术后即刻照。

图 6 - 4 - 7　修复体粘接后口内照及 X 线片

7. 37 半年后复查：37 冠根一体化完善治疗半年后复查，冠边缘适应性较好（图 6 - 4 - 8A）；患者自述无咬合不适，口内检查无咬合高点（图 6 - 4 - 8B）；X 线片显示根尖区低密度影像接近消失（图6-4-8C）。

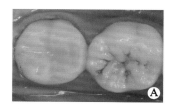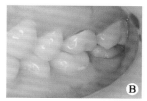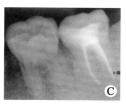

A. 37 合面口内照，冠边缘良好；B. 37 口内检查无咬合高点；C. 37X 线片示根尖区低密度影像接近消失。

图6-4-8 37 冠根一体化治疗半年复查口内照及 X 线片

（五）小结

保存更多的牙体组织、维持牙体强度以抵抗结构形变，同时根据患牙情况选择合适的冠方修复方式，以提高根管治疗后患牙存活率的"冠根一体化"治疗理念已成为现当代牙髓治疗及牙体修复的共识。及时的永久性冠部修复是保障根管治疗长期疗效和远期预后的重要环节。永久性冠部修复的时机需综合考虑疾病诊断、根尖周病变及治疗并发症等因素。对于非感染根管，根管治疗完善、无临床症状者，根充后 1~2 周术后反应消失应尽快完成冠部修复。对于感染根管，根尖病变较大、疗效不确定或有并发症者，需观察临床疗效。感染根管术后需进行 3~6 个月的随访，如临床无症状、根尖病变缩小或愈合，即可进行永久修复，同时可持续随访以观察临床治疗疗效。

髓腔固位冠（endocrown），又称为嵌体冠，是牙尖覆盖式修复体之一，包括与剩余牙体组织呈对接形式的牙冠和深入髓腔的中心固位形。髓腔固位冠的临床应用得益于椅旁 CAD/CAM 数字化技术、粘接修复技术及修复材料的发展。大量体内外研究表明，髓腔固位冠和传统修复方式如全冠、桩核冠，具有相似的成功率。此外，髓腔固位冠固位主要依赖于粘接，牙体预备量少，不要求预备牙本质肩领和肩台，能够维持颈部抗力，降低技术敏感性。边缘位于龈上，能维护颈部牙体组织及牙周软组织的完整性。髓腔固位冠的选择需要考虑剩余牙体组织能否满足生物力学的要求。对于大面积缺损的基牙，剩余的牙体组织需要有足够的抗力，足够的粘接面积保证粘接固位，同时有可利用的髓腔提供一定的机械固位。髓腔固位冠的基牙应满足以下要求：①基牙髓腔壁厚度不低于 1 mm，2 mm 以上最佳，当存在夜磨牙、紧咬牙等咬合异常时，需谨慎考虑或髓壁厚度至少大于 2 mm；②髓腔深度不低于 2 mm，但不超过 5 mm，避免修复体对基牙产生侧向应力，防止髓腔深度过大影响数字化印模的精度；③基牙常为大面积缺损的后牙，较少应用于前牙，前磨牙因体积小，可供粘接面积小，不建议使用髓腔固位冠修复；④基牙能提供足够的粘接面积，当基牙缺损过大，无法提供足够的粘接面积和适当的髓腔固位形，抗力不足时，应考虑传统桩核冠修复或其他修复方案，甚至选择拔除后种植修复。

本病例为冠方不良修复体及根管治疗质量欠佳导致慢性根尖周炎，在拆除不良修复体并进行完善根管治疗后感染得到控制。因根尖区骨吸收范围较大，根管治疗完成后，对患者进行 1 至 3 个月的追踪随访。术后回访患者无明显临床症状，骨吸收区骨密度增加，提示根尖周病变呈愈合趋势，遂拟定可行冠部永久修复，从而保证严密的冠方封闭。本病例中患牙与对颌牙咬合空间较小，采用髓腔固位冠作为冠部永久修复方式。在保证冠方封闭的同时，最大限度的保留颈部牙本质，提高基牙的存活率。同时，边缘齐龈的设计保证了冠部足够的厚度和牙周软组织的健康。修复完成后 X 线片提示修复体边缘与基牙吻合，无粘接剂残留，封闭良好。

（权晶晶）

参考文献

1. GLUSKIN A H, PETERS C I, PETERS O A. Minimally invasive endodontics：challenging prevailing paradigms. Br Dent J, 2014, 216(6)：347 - 353.

2. 蒋宏伟. 微创牙髓治疗的理论与实践. 中华口腔医学杂志, 2016, 51(8)：460 - 464.

3. SADAF D. Survival Rates of Endodontically Treated Teeth After Placement of Definitive Coronal Restoration：8-Year Retrospective Study. Ther Clin Risk Manag, 2020, 16：125 - 131.

4. STENHAGEN S, SKEIE H, BÅRDSEN A, et al. Influence of the coronal restoration on the outcome of endodontically treated teeth. Acta Odontol Scand, 2020, 78(2)：81 - 86.

5. 梁宇红, 岳林. 根管治疗技术之根管充填和冠方封闭. 中华口腔医学杂志, 2019, 54(12)：859 - 863.

6. 凌均棨, 韦曦, 胡晓莉等. 显微根管治疗技术指南. 中华口腔医学杂志, 2016, 51(8)：465 - 467.

7. American Association of Endodontists. Guide to clinical endodontics [M/OL]. 6th ed. Chicago：AAE, 2013.

8. BINDL A, MÖRMANN W H. Clinical evaluation of adhesively placed Cerec endo-crowns after 2 years—preliminary results. J Adhes Dent, 1999, 1(3)：255 - 265.

9. PAPALEXOPOULOS D, SAMARTZI T K, SARAFIANOU A. A Thorough Analysis of the Endocrown Restoration：A Literature Review. J Contemp Dent Pract, 2021, 22(4)：422 - 426.

10. 包旭东. 椅旁计算机辅助设计与辅助制作嵌体冠粘接修复大面积缺损根管治疗牙的利与弊. 中华口腔医学杂志, 2018, 53(4)：221 - 225.

11. CLARK D, KHADEMI J. Modern molar endodontic access and directed dentin conservation. Dent Clin North Am, 2010, 54(2)：249 - 273.